AYUNO INTERMITENTE

El manual más completo sobre el ayuno intermitente, adelgaza rápidamente, mejora tu salud, ten más energía, obtén los beneficios de la autofagia y aumenta la producción de células madre de forma natural, más 5 planes de alimentación fáciles y ricas de preparar.

Créditos

© Derechos de autor 2020 por **Ayuno Fitness**

Todos los derechos reservados.

Este documento está orientado a proporcionar información exacta y confiable respecto al tema en cuestión. La publicación es vendida con la idea de que el editor no está obligado a prestar servicios calificados, oficialmente permitidos o rendir cuentas de otra manera. Si algún asesoramiento es necesario, ya sea legal o profesional, debe ser ordenado a una persona con experiencia en la profesión.

De una Declaración de Principios la cual fue aceptada y aprobada igualmente por un Comité del Colegio de Abogados de los Estados Unidos y por un Comité de Editores y Asociaciones.

De ninguna manera es legal reproducir, duplicar, o transmitir cualquier parte de este documento, ya sea por medios electrónicos o en formato impreso. La grabación de esta publicación está estrictamente prohibida y cualquier almacenamiento de este documento no está permitido a menos que tenga el permiso por escrito del editor.

Tabla de contenido

Créditos

CAPÍTULO 1

_ ¿Qué es el ayuno intermitente?

_ Beneficios del ayuno intermiente

_ ¿Cómo realizar el ayuno intermitente?

_ ¿Qué procesos de ayuno intermitente debo utilizar?

_ ¿Cómo llego a esas 20 horas de ayuno intermitente?

_ ¿Si tomo medicamentos puedo hacer ayuno intermitente?

_ ¿Qué alimentos ingerir cuando hago ayuno intermitente?

_ ¿Qué pasa si tengo una reunión social, que hago con mi ayuno intermitente?

_ ¿Por cuánto tiempo puedo hacer ayuno intermitente?

CAPÍTULO 2

_ ¿Por qué comer una vez al dia?

_ ¿Cómo llevar el proceso de ayuno intermitente sin sufrir esos contras y maximizar sus beneficios?

_ ¿Cuáles son los pros de comer una sola comida   al dia?

_ ¿Cuáles son los contras de comer una comida al día?

_ ¿Tu objetivo es desarrollar masa muscular?

_ ¿Cómo usar el OMAD 22/2 o 23/1?

_ ¿Tiene que ser estricto?

_ ¿OMAD para bajar de peso?

_ ¿Si no quiero bajar de peso, pero quiero los beneficios del ayuno intermitente? y ¿Qué pasa con la absorción de nutrientes cuando aumento tanto mi ingesta de forma repentina?

_ ¿Quiero los beneficios del ayuno intermitente pero no quiero bajar de peso?

_ ¿Cómo alimentarse para 1 comida por día?

CAPÍTULO 3

_ ¿Cuál es el mejor tipo de ayuno intermitente?

_ ¿Cuándo duermo después de comer acumulo grasa?

_ ¿Cuántas horas necesito hacer ayuno intermitente para bajar de peso?

_ ¿Qué significa Autofagia?

_ ¿Con que frecuencia debo hacerlo?

_ ¿Qué sucede con los déficits nutricionales?

CAPÍTULO 4

_ ¿Qué puedo tomar si quiero los beneficios de la autofagia?

_ ¿Se puede tomar bebidas fermentadas?

_ ¿Edulcorantes o endulzantes?

_ ¿Puedo tomar suplementos en ayunas?

_ ¿Si entreno en ayunas pierdo masa muscular?

_ ¿Qué pasa durante el tiempo que estas entrenando en ayuno y que pasa cuando e ingerido alimentos antes de entrenar?

_ ¿Porque esto es beneficioso si entreno en ayunas?

CAPÍTULO 5

_ ¿El ayuno cambia tu sueño?

CAPÍTULO 6

_ Dietas para adelgazar en menos de 1 mes

_ Infusiones para ayudar con la perdida de grasa

_ Recomendaciones

_ Conclusión

CAPÍTULO 1

¿Qué es el ayuno intermitente?

Para que se entienda de una forma correcta el ayuno intermitente es comer la cantidad de calorías que comes normalmente, pero en un tiempo más corto. Cuando uno realiza el ayuno intermitente no reduce la cantidad de ingesta solo reduce la cantidad de tiempo en la que lo ingiere.

El ayuno intermitente es el ayuno que uno permite hacer a su cuerpo en este caso pueden ser 12 horas o más de ayuno y comer en el resto de horas, a esto se le conoce como ventana de alimentación. Uno puede distribuir las comidas como uno se adecue en las horas de ingesta.

Recapitulando el ayuno intermitente básicamente es comer exactamente la misma cantidad, no es comer menos, lo que hace es acortar tus periodos de ingesta, si tu comes basado en los esquemas 4 comidas al dia más 2 meriendas bien típico nutricional que no está basado en evidencia científica, que esta tan metido en nuestro inconsciente colectivo, que todos lo asumimos como real sin discutirlo, sin embargo, no es lo más sano para nosotros, estos esquemas de alimentación nos llevan a sobrecargarnos de toxinas, a subir de peso a empeorar nuestra tasa metabólica, que es la cantidad de calorías que tu gastas por minuto cuando estas sin hacer nada, todas esas cosas se rompen en este esquema y vamos a ir viendo cuales son las pautas para realizar el ayuno de una manera correcta.

Beneficios del Ayuno Intermitente:

Mientras más horas pases ayunando más cambia los procesos fisiológicos en tu cuerpo, a partir de las 4 a 5 horas de ayuno se empieza a bajar los niveles de azúcares en sangre y se nivela utilizando las reservas de azúcar que se les conoce como glucógeno que existe en el músculo y existen en el hígado. Cuando se usa estas hormonas para aumentar la extracción de azúcar del glucógeno tiene un tiempo limitado, no hay cantidades infinitas de azucares para vivir de esas reservas y se puede vivir de esos azúcares aproximadamente 12 horas, el truco es que a partir de esas 12 horas el cuerpo tiene que utilizar otras herramientas para extraer energía, y una vez se acaba las reservas de glucógeno, este empieza a extraer energía de las grasas, entonces sucede que a partir de las 12 horas de ayuno, empieza los beneficios, como normalizar nuestra glucemia, porque elimine las reservas de glucógeno, empieza a bajar la grasa por que se utiliza como fuente principal de energía y aumenta la hormona de crecimiento. La hormona de crecimiento es clave por que renueva los tejidos más rápido, en un adulto no te va a crecer de tamaño, pero hará que sus tejidos se renueven más rápido y mientras se renueven, menos van a envejecer esos tejidos y va a aumentar su expectativa de vida, que a partir de las 16 horas que uno hace ayuno intermitente, se empieza a producir un proceso muy interesante que se llama autofagia, tu cuerpo extrae de la basura que hay en tu organismo, la empieza a reciclar y a utilizar como energía. Está comprobado con evidencia científica a tal punto que el descubridor de este proceso el japones Yoshi nori Ohsumi, gana el premio nobel de medicina en el 2016.

Las hormonas son los catalizadores de ciertos procesos que se aceleran en nuestro cuerpo, en el cual el aumento de la hormona de crecimiento es un catalizador del aumento metabólico general, entonces cuando hacemos ayuno intermitente se produce más hormonas de crecimiento acelerando nuestro metabolismo y mientas más rápido este tu metabolismo, más sano estarás a largo plazo, más joven te mantienes y aquí te dejo unos de los tantos beneficios que nos trae el ayuno intermitente:

_ Bajar de peso

_ Disminución de la grasa corporal

_ Aumento de la masa magra

_ Evita los problemas cardiovasculares

_ Evitar tener enfermedades crónicas

_ Mejor capacidad de atención

_ Ayuda a controlar la ansiedad

_ Disminuye los deseos de comer comidas en grandes cantidades

_ Se producen células madre a partir de las 20 horas de ayuno intermitente

_ Niveles de energía estables porque permite que tu cuerpo utilice como fuente principal de energía las grasas y no los azúcares.

¿Cómo realizar el ayuno intermitente?

En tu ventana de alimentación puedes dividir las comidas como tú las prefieras, esto tiene que suceder en un plazo de tiempo de 12 horas a menos, no necesitas reducir la cantidad de calorías que normalmente ingieres en tu día a día. En el resto de tiempo en el cuerpo está en inanición vas a consumir las reservares de azúcares que se llaman reservas de glucógeno que tienes en el hígado y este proceso tarda por lo menos 12 horas, por eso se te recomienda que empiezas con 12 horas a más de ayuno para que vayas adquiriendo adherencia. A partir de que se consumieron esas reservas, vas a empezar a usar tu grasa corporal o grasa de afuera que se llama exógena, para que produzca energía y sea utilizada. Esta producción de energía es mucho más eficiente y es la que hoy usan la gran mayoría de atletas de alto rendimiento para aumentar su rendimiento en el deporte que realizan, pero tú lo puedes consumir tu propia grasa corporal si quieres bajar de peso de manera que las puedas utilizar como fuente principal de energía, este proceso se empieza a dar a las 12 horas a más horas de ayuno, por eso mientras en menos tiempo ingieras tus comidas, más tiempo puedes utilizar las grasas como fuente principal de energía, además de bajar de peso vas a disminuir tu porcentaje de grasa corporal, este porcentaje de grasa corporal es mucho más importante en sí que el propio peso corporal. Por otro lado, te brinda durante el periodo de ayuno más capacidad de atención.

El realizar ayuno intermitente es algo que aporta beneficios, no aporta riesgos para tu salud, probablemente has escuchado que para bajar de peso o mejorar tu salud tenías que hacer 4 comidas o más desde que te levantas hasta que te acuestas.

¿Qué procesos de ayuno intermitente debo utilizar?

Hay varios procesos de ayuno intermitente para aumentar gradualmente las horas que haces para realizar el ayuno intermitente. Hay que entender que primero para realizar un ayuno intermitente sostenido, debemos tener en cuenta que ingerimos con anterioridad, si recordamos que utizamos las reservas de glucógenos a partir de las 4 o 5 horas sin comer, debemos ingerir alimentos con bajo índice glucémico, como mencionábamos antes el índice glucémico es la cantidad y la velocidad que se mueve el azúcar en la sangre después de haber comido ciertas comidas. Mientras más lento sea mi índice glucémico más estable va a ser el azúcar en sangre y vas a poder realizar un ayuno intermitente de 16 horas sin muchas complicaciones y así obtener los grandes beneficios , cabe recalcar q a partir de las 20 horas de ayuno el cuerpo empieza a producir células madre y mientras más células madre es muy beneficioso en todos los tejidos, como en el cabello, en el tejido de la medula ósea para producir más glóbulos rojos, más plaquetas y muchas más sustancias, mejorar la piel y lo mejor de todo es que el cuerpo produce eso una forma natural sin tener que inyectarse solo utilizando tu propio organismo.

¿Cómo llego a esas 20 horas de ayuno intermitente?

Normalmente se suele hacer 12 horas de ingestas y 12 horas de no ingesta, en otros países varia, lo que se hace se reduce paulatinamente estos periodos de ingesta, lo primero baja tu índice glucémico comiendo alimentos de bajo índice glucémico y otra cosa que podemos hacer para poder llegar a las 20 horas de ayuno es no desayunar o si te queda más cómodo no cenar, y veas como te sientes, y sigas con el proceso 4 o 5 dias para que se acostumbre tu organismo, así te será más fácil sostener un ayuno de 20 horas. Recordemos que es comer lo que comes normalmente, pero en menos tiempo, en las 4 horas de ingesta que tienes, puedes dividir las porciones como mejor te parezca.

¿Si tomo medicamentos puedo hacer ayuno intermitente?

Si tomas medicamentos en la mañana probablemente sientas acidez después de tomarlos, tómalo con una gran cantidad de agua para bajar la acidez y planéalo de una manera que puedas sostenerlo.

¿Qué alimentos ingerir cuando termino mi ayuno intermitente?

El humano actualmente tiene una gran carencia de grasas saludables, por eso la principal fuente de energía que podemos ingerir cuando terminamos el ayuno intermitente son aceites crudos vírgenes como el aceite de oliva, mucho aceite de coco, palta o aguacate, pescados, fuentes de grasas saludables ya que estas son muy buenas para mantener el índice glucemia de manera nivelada en el tiempo porque cuando yo puedo utilizar como fuente principal de energía las grasas, mi producción de energía se mantiene constante a lo largo del tiempo no hay esas subidas y bajadas de azucares, que nos da los alimentos elevados en índice glucémico que son los dulces, los azucares y son los que te merman a la hora de hacer ayuno intermitente porque lo que suba rápido, baja rápido entonces a las 4 horas voy a estar muerto de hambre .

¿Qué pasa si tengo una reunión social, que hago con mi ayuno intermitente?

Solución practica para esto, el ayuno intermitente uno puede romperlo por razones sociales que se pueden presentar, sin demasiada consecuencia, ya que el ayuno intermitente te ayuda a depurar de forma más rápida esos alimentos tóxicos que ingeriste, por ejemplo si estas con tu hijos y quieres comer un helado, cómelo, ya sabes que al dia siguiente tu organismo sabe que eso es inflamatorio y te hace daño, pero el ayuno intermitente te ayuda a depurar de formas rápido esos desechos tóxicos y minimizar el daño que genera esas sustancias toxicas en el cuerpo, no malinterpretar esto, no te estoy diciendo que comas mal y luego hagas ayuno intermitente, sino uno puede ser bastante más permisivo si hace ayuno intermitente.

¿Por cuánto tiempo puedo hacer ayuno intermitente?

Recomendable es que hagas más de 12 Horas de ayuno diarias, que hacer ayunos de vez en cuando, ya que a largo plazo los beneficios se multiplican exponencialmente.

CAPITULO 2

¿Por qué comer una vez al dia?

Cuando hablamos de ayuno intermitente hay varios tipos de ayuno que podemos hacer cada uno con sus beneficios asociados, sin lugar a dudas el ayuno que más beneficios nos brinda es el OMAD (ONE MEAL A DAY) UNA COMIDA AL DIA. Este proceso no habla de restricción calórica, esto habla de comer las colarías diarias en una sola ingesta y que puede ser a la hora que tú quieras, el OMAD parte de todos los estudios científicos que tenemos sobre ayuno intermitente sobre los beneficios y aumento de expectativa de vida si más cantidad de ayuno voy a tener por dia. Este método tiene sus pros y sus contras y veremos qué personas no deberían hacer OMAD 23 horas de ayuno y 1 hora de ingesta y como puedes utilizar este proceso para bajar de peso para aumento de longevidad, mayor rendimiento cognitivo, mayor producción de células madre. Vamos a ver trucos de este proceso y cómo maximizar sus beneficios.

Cuando hablamos sobre el ayuno intermitente directamente pensamos en los beneficios como bajar de peso o aumentos de expectativa de vida, mientras más horas uno ayuna, más beneficios se van a dar, más grasa voy a utilizar como combustible, más horas por dia tengo un proceso que se llama lipolisis, que es usar mi grasa como fuente de energía y más horas de un proceso que se llama autofagia y que además aumenta mi expectativa de vida.

¿Cómo llevar el proceso de ayuno intermitente sin sufrir esos contras y maximizar sus beneficios?

Hemos hablado que el OMAD es un proceso en el cual hacemos 22 o 23 horas de ayuno y esa 1 o 2 horas para realizar la ingesta de comida, que son las cantidades normales que ingieres en tu dia a dia, pero que las vas a realizar en ese periodo de tiempo, esto trae un montón de beneficios, pero también trae sus contras y tienes que saber si te va a ser útil este proceso o no. Y a pesar de que este proceso te brinda muchos más beneficios mucha gente opta por hacer el ayuno 20/4 que es 20 horas de ayuno y 4 horas para ingerir sus calorías diarias, simplemente para ahorrarse las dificultades. Veamos cuales son las dificultades y son útiles para ti.

Lo que tienes que entender sobre el ayuno como proceso es que nuestro cuerpo se adaptó miles de años de evolución a miles de años de supervivencia que tiene que ver con periodos de ingesta donde había comida abundante y periodos donde tenía que vivir de sus propios recursos, cuando haces ayuno intermitente, es imitar este proceso durante un periodo de menos de un dia, ya que tienes 1 o 2 horas para ingerir alimentos.

¿Cuáles son los pros de comer una sola comida al dia?

En primer lugar porque va a reducir tus niveles de insulina, la insulina es una hormona que mantiene estable los niveles de azúcar en sangre pero que también construye grasa en nuestro organismo, a mayor niveles de insulinas más difícil nos es bajar de peso, más grasa construimos comiendo exactamente lo mismo que otra persona, esto nos lleva a reducir los niveles de insulina a largo plazo ya a prevenir enfermedades como diabetes, enfermedades cardiovasculares y otro tipo de cuadros, obviamente bajar la insulina aumenta tu expectativa de vida y además mantiene estable tus niveles de azúcar en sangre. Esta estabilización de azúcar no solo es convenible para las personas que desean bajar de peso sino también para las personas que tiene trabajos donde tienen que estar activos durante todo el dia, ya que en el almuerzo muchas veces después de comer nos sentimos cansados por casi horas después por la digestión que se hace pesada, aquí es donde el OMAD brilla más porque aumenta tu performance cognitiva al mantener muy estables a lo largo del dia los niveles de azúcares en sangre por qué no estas comiendo, estas utilizando tus reservas, no tienes esos picos de subida y bajada por lo que comes, sino todo lo contrario. Al haber este proceso el cuerpo va a utilizar las grasas como fuente principal de energía bajando así tu grasa corporal y aumenta más tu masa magra, esto suele ser positivos a nivel metabólico y a nivel expectativa de vida.

También te ayuda a llevar una mejor calidad de vida mientras estas vivo.

Te aumenta la testosterona y la somatropina que es la hormona de crecimiento, que son hormonas que te ayudan positivamente a cuerpo y a mejorar el balance entre grasa corporal y musculo magro del cuerpo, pero los efectos más positivos que se dan al realizar estos procesos de ayuno intermitente son la autofagia, la longevidad y la performance cognitiva a nivel de antienvejecimiento.

Hacer autofagia es usar más horas mis reservas como fuente de energía, usar mis proteínas viejas, usarlas como materia prima, es un reciclaje que aumenta la expectativa de vida pero que a su vez acelera la actividad de ciertos procesos celulares, como la ampk y sirtuinas que están asociadas a más longevidad, hoy se sabe que estos procesos celulares aumentan nuestra expectativa de vida y obviamente mientras más autofagia haga más beneficios, por eso hacer este tipo de ayuno es la manera más intensa de obtener beneficios, la autofagia empieza a pasar a las 16 horas de ayuno, ahora las cosas no son perfectas, también tiene sus contras.

¿Cuáles son los contras de comer una comida al día?

1.- Las personas ectomorfas que tienen dificultad de aumentar de peso, si obviamente este proceso te lleva a utilizar grasa como fuente principal de energía, van a tener muchísima dificultad en lograr tener masa muscular magra si están haciendo 23 horas de ayuno, por más que vayan al gimnasio, o que tengan todos los suplementos que tengan que tomar y que tengan una buena alimentación, simplemente por el hecho de 23 horas de ayuno por día, esa persona está en un proceso catabólico, está obstruyendo tejido para utilizarlo como fuente de energía, si eres una persona ectomorfa y te cuesta ganar masa muscular, no es recomendable que hagas este tipo de ayuno intermitente, sería recomendable hacer otro tipo de ayuno intermitente de menos cantidad de horas.

2.- Tienes que tener cuidado con tus niveles de energía porque OMAD, necesita una dieta de bajo índice glucémico, por ej. una dieta low carb, una dieta paleo, una dieta mediterránea, una cetogenica, cualquier tipo de alimentación que tenga pocos hidratos de carbono no tendrás problemas, caso contrario te muestro otro ej. si te comes una pizza por día, al día siguiente tus niveles de energía van a fluctuar mucho y vas a tener niveles muy bajos de energía, donde suele suceder que las personas que hacen OMAD al principio, al no entender que tu metabolismo aumento tanto, el error es que comen una dieta con alto índice glucémico, y tiene variaciones en los niveles de energía durante el día, o no comen la cantidad de calorías suficientes. Si yo tengo una dieta de 2000 calorías por día, cuando hago ayuno intermitente por tantas horas, mi consumo calórico no tiene que bajar a esas 2000 calorías, tiene que aumentar, porque yo acelere mi metabolismo, si yo estoy bien de peso y bien de calorías normal, hacer ayuno intermitente de tanta cantidad de horas va a acelerar mi metabolismo, va a acelerar mi consumo calórico por día, por ende, tengo que aumentar mis calorías.

3.- Si estas embarazada o estás en lactancia, todavía no hay evidencia científica para recomendar el ayuno, eso no significa que este mal, simplemente que te recomendaremos cuando encontremos la evidencia científica que sostenga este argumento, como por ahora ese argumento no existe, mi recomendación es que no hagas ayuno intermitente en este patrón.

4.- Una gran contra que suele suceder a menudo hoy en día por los niveles de estrés que está manejando la sociedad, es el siguiente: cuándo le exigimos mucho a nuestro organismo sobre la energía que puede producir y no le brindamos la estimulación de producción real por el cuál si nos brinda energía, que pueden ser ejercicios, tener buenos valores de micronutrientes (vitaminas y minerales que el cuerpo requiere que necesitamos para el correcto funcionamiento celular y la producción de energía) y también otros procesos necesarios, entonces al no ocurrir eso, esforzamos a producir energía forzando nuestras glándulas, como la glándula suprarrenal o la glándula tiroides. Cuando nosotros esforzamos alguna de nuestras glándulas en algún momento empezamos a dañarla por qué nuestro cuerpo no se da abasto para producir energía, entonces si estas con altos niveles de estrés, tienes 2 opciones, tomar suplemento glandular es que ayudan a sostener el nivel de energía que le estas exigiendo a tu cuerpo y que no requiere de mucha fuerza de voluntad y son: rhodiola, ashwaganndha para la glándula suprarrenal. Tirosina, yodo para la glándula tiroides, esta opción es la que no nos va costar al hacer el ayuno intermitente. La opción que requiere de fuerza de voluntad, es entender cómo hacer para que nuestro cuerpo produzca energía de manera real, para que en el futuro no sea dañina, realiza estas actividades: Hacer ejercicio, mejorar tu calidad de sueño, mejorar tu ciclo circadiano, todas las actividades que mejoran tu producción de energía de forma natural. Entonces tu cuerpo no va a tener dificultad para sobrellevar el estrés y el esfuerzo al realizar el ayuno intermitente.

¿Tu objetivo es desarrollar masa muscular?

El desarrollo muscular está ligado a una hormona, que es una hormona de crecimiento que se llama IGF1 y esta hormona está muy ligada a la insulina, por eso se llama (Factor de crecimiento insulínico tipo 1) mientras más desarrollo muscular quiera, más IGF1 necesito, el contra es que mientras más desarrollo muscular menos expectativa de vida hay.

Para tu cuerpo económicamente la hipertrofia muscular es algo que no tiene sentido.

¿Cómo usar el OMAD 22/2 o 23/1?

Si quieres realizar el OMAD como estrategia para aumentar tu calidad de expectativa de vida, lo más importante, es que sea sostenible, porque los máximos beneficios se ven en los años que uno lo mantiene estable, siempre tener presente las estrategias necesarias para sostenerlas en el tiempo. Recomendamos que, si quieres sostener el OMAD por mucho tiempo, lo primero que debes hacer es empezar poco a poco aumentando las horas progresivamente y durante el periodo que estás haciendo ayuno intermitente bajes el índice glucémico de tu dieta porque no te ayuda a mantener estable tu energía y te vas a agotar más rápido cuando realices el ayuno intermitente, por eso es recomendable que lo asumas como un estilo de vida, que lo sostengas en el tiempo.

¿Tiene que ser estricto?

No tiene que ser estricto, si tienes alguna reunión familiar o quizá algún evento social, se flexible cuando tengas ese tipo de situaciones.

¿OMAD para bajar de peso?

Si deseas bajar de peso, lo primero que debes realizar, es bajar tu insulina y esto va de la mano con una dieta de bajo índice glucémico, pero también tener en cuenta que, si pasas la mayor cantidad del dia sin comer, menores van a ser tus niveles de insulina.

Si te cuesta mantener este tipo de ayuno intermitente, puedes usar estas estrategias para sostener el ayuno intermitente por ejemplo utilizar: Bebidas como el café con mtc (refinado de aceite de coco) te ayudan a no sufrir hambre ni molestias y que regulan tus niveles de glucemia.

Aconsejamos siempre que no te preocupes por hacer el ayuno intermitente perfecto, mucha gente toma vinagre de sidra de manzana o caldo de huesos durante el tiempo de ayuno, aunque esto no sea lo ideal, pero que le ayudan a bajar de peso, y cuando ya adquieres el hábito podrás llevar el ayuno intermitente sin ninguna dificultad y dejar este tipo de estrategias.

¿Qué pasa con la absorción de nutrientes cuando aumento tanto mi ingesta de forma repentina?

Cuando haces una ingesta grande en un tiempo breve sobrecargas la capacidad de absorción de tu intestino grueso y tu intestino delgado, entonces si tengo que dividir la comida grande en 2 porciones o 1 porción, en las 2 porciones voy a tener una mejor absorción de nutrientes que si lo haces en una sola comida, sucede lo mismo por ejemplo si tomo vitamina C voy a tener mejor absorción si la tomo en porciones pequeñas durante el dia, que si a tomo en una solo porción por que la capacidad de absorción de mi intestino baja ante tanto estimulo.

Si no tengo problemas intestinales y quiero maximizar mi nivel de longevidad puedes hacer una sola comida por dia.

Si te cuesta absorber nutrientes, haces un déficit calórico o te suele inflamar hacer grandes ingestas no vas a poder hacer OMAD, tendrás que bajar las horas de ayuno.

¿Quiero los beneficios del ayuno intermitente pero no quiero bajar de peso?

Necesita un aumento de la proporción de carbohidrato con respecto a la persona normal y necesitas ejercicios de fuerza, porque cuando aceleras tu metabolismo tu peso corporal puede ser grasa corporal o de masa muscular magra, si yo voy a bajar la grasa necesito aumentar la masa magra.

¿Cómo alimentarse para 1 comida por día?

Depende cuál es tu objetivo, si es bajar de peso te conviene romper tu ayuno intermitente con vegetales o jugos verdes para incorporar fibra, mejorar tu flora bacteriana y favorecer la bajada de la insulina en tu organismo porque mientras más fibras consumas menos de los azucares que consumas vas a terminar transformando en grasa.

Si quiero mantener mi masa muscular o aumentarla y no quieres bajar de peso es muy importante con cumplas con tu cuota mínima de aminoácidos que tienes que consumir al dia para mantener tu masa muscular y que hagas el ejercicio también para mantenerla.

Si quiero maximizar mi capacidad cognitiva tienes que consumir grasas saludables y al consumo de omega 3, para mantener un nivel de actividad cognitiva de manera muy estable a lo largo del dia.

Si eres de las personas que desea obtener los beneficios del ayuno intermitente prueba el OMAD durante un tiempo, un mes si ves que no es para ti este tipo de ayuno intermitente, puedes bajar a un 20/4 o 16/8 dependiendo de cómo te acomodes con las horas de ayuno.

Si no te cuesta realizar grandes sacrificios a nivel alimenticio (comer en exceso o comer gustos) a más horas de ayuno más horas tiene mi cuerpo para neutralizar el impacto de la mala calidad de comida que yo pueda haber ingerido.

Tener en cuenta también que la mayoría de estudios científicos en base a los beneficios fueron a personas que realizaron una comida por dia (OMAD), no fueron a personas que realizaron el ayuno 16/8 o 20/4.

CAPITULO 3

¿Cuál es el mejor tipo de ayuno intermitente?

Siempre nos vamos a encontrar con este tipo de ayuno 16/8, pero cual es el problema de este tipo de ayuno intermitente, el beneficio más importante de hacer ayuno intermitente es la AUTOFAGIA REUTILIZAR LO QUE SE DESTRUYE DEL TEJIDO DISFUNCIONAL O VIEJO. Este proceso se da a partir de las 16 horas, por hacer este tipo de ayuno no cubriría el tiempo sin ingesta para llegar a este procedimiento.

También tenemos los ayunos 20/4 que es 20 horas de ayuno intermitente y 4 horas para que puedas ingerir tus alimentos y también tenemos esta opción que es el OMAD (ONE MEAL A DAY) una comida por día que es 23 horas de ayuno y 1 hora para que podamos ingerir los alimentos.

Todos tienen sus pros y sus contras, por eso te mostraremos los pros y contras de cada tipo de ayuno para que elijas cual es el que más te conviene y puedas llevar a cabo de una manera sostenible en el tiempo, tener en cuenta que no hay una dieta que sirva para todos los objetivos y lo mismo pasa con el ayuno intermitente.

Si quieres obtener los beneficios máximos del ayuno intermitente, entonces te va a servir el OMAD 23/1. ¿Cuáles son las dificultades de este tipo de ayuno intermitente? si quieres bajar de peso haciendo este tipo de ayuno, mucha gente comete el error de no solo bajar de golpe las horas de frecuencia donde comen, sino que también hacen un déficit calórico pensando que así van a bajar de peso más rápido, lo que hace va a ser que el cuerpo ralentice el metabolismo. Lo que deben hacer es comer un poco más de lo que comen normalmente ya que tu metabolismo va a acelerarse y en las horas de ayuno tu cuerpo va a quemar mucho más grasa, como consecuencia adelgaza.

Otra dificultad muy común es consumir mucha cantidad de una misma sustancia de forma muy repentina, lo que pasa es que mi capacidad de absorción del intestino baja, esto no significa que no puedas hacer una sola comida por dia, solo tienes que saber cómo combinarlo para que no cometas errores que tengan impactos negativos en tu metabolismo, tienes que ser realista sobre el tiempo en el vas a realizar tu ingesta, porque si no te vas a encontrar con dificultades por ejemplo si vas a realizar 1 sola comida por dia va a ser mucho más saludable a largo plazo hacer el almuerzo que una cena, las dificultades que se presentan es manejar tus tiempos y que lo adecues a tu estilo de vida a para que lo sostengas a largo plazo y lo disfrutes en tu vida los máximos beneficios del ayuno intermitente .

Por otro lado, si haces ayuno intermitente de 1 sola comida por dia, en este caso vas a comer en la cena tiene sus pros y sus contras.

Beneficios: si tienes mucha imperatividad mental para conciliar el sueño, o para descanso, cuando realizas una ingesta grande, la digestión estimula los procesos fisiológicos de tu organismo que se llaman procesos parasimpáticos esto te ayuda a conciliar el sueño, y su contra seria que cuando solo comes en el almuerzo, como ya mencionamos que se activa los procesos parasimpáticos y estos los ayudan a conciliar el sueño, te baja los niveles de energía y te hace querer descansar.

El contra de solo comer en la cena seria que al estar con el estómago lleno te hace me susceptible a cuadros como el reflujo, acidez, entonces si te suele pasar esto, lo recomendable es que no hagas cena y que comas en el almuerzo o que bajes al tipo de ayuno 20/4.

¿Cuándo duermo después de comer acumulo grasa?

Siempre ha habido mitos de que comer grandes cantidades de comida sobre todo de hidratos de carbono acumulaba grasa mientras dormía, justamente por el efecto parasimpático, hay situaciones en las que se cumple sobre todo cuando hay una mala dieta, pero las evidencias nos dicen lo contrario porque tienes 23 horas de ayuno para poder quemar esas ingestas calóricas.

Tener en cuenta mantener en equilibrio los procesos de anabolismos (formar tejido) y catabolismo (destruir tejido) porque si tienes bajo peso te va a costar procesos anabólicos y si tiene mucho peso te va a costar procesos catabólicos, necesitas un equilibrio entre los 2.

Beneficios de ayuno intermitente 20/4 entre 23/1, cuando haces una sola comida por dia al estar más tiempo sin tener ingesta, regulas la hormona que te da la sensación de hambre que es la argelina, que se nivela cuando haces este tipo de ayuno intermitente y también el nivel de ansiedad por la comida baja notablemente, tener en cuenta que cuando haces ayuno intermitente, no estás haciendo un déficit calórico, si no que comes normalmente o dependiendo de tus objetivos, pero no el déficit ya que recordamos que el cuerpo acelera el metabolismo, y también tenemos horas sin ingesta para consumir las calorías que hemos hecho, si te cuesta comer una ingesta grande, entonces lo más recomendable para ti es hacer el ayuno 20/4.

Tomar en cuenta nuevamente que si deseas bajar de peso y bajas la cantidad de calorías a la larga frenas tu metabolismo.

Si tienes bajo paso lo recomendable para ti es hacer ayuno intermitente 20/4, si tienes mucho peso te conviene hacer 23/1 pero manteniendo la cantidad de calorías que ingieres normal, si tienes enfermedades como el reflujo te conviene, hacer 20/4 para no causar acidez o en todo caso manejar los horarios en el que vas a realizar la ingesta, tener en cuenta que lo más importante es manejar el equilibrio de nutrientes que se va a ingerir, si realizas una comida por dia y no estás haciendo alguna dieta especifica lo recomendable que hagas seria que tus nutrientes provengan de 40% de proteínas, 30% de grasas saludables, 30% carbohidratos de bajo índice glucémico. Cuando realizas este tipo de ingesta siempre trata de priorizar primero las proteínas, segundo las grasas y tercero los hidratos, si quieres manejar un equilibrio, en el proceso que construyen tejido y destruyen tejido, anabolismo y catabolismo, consumir y priorizar el consumo proteico independientemente que sea de origen vegetal o animal , lo que te ayuda es a mantener la masa magra y que no cometas uno de los errores más comunes que comete la gente que es perder masa muscular magra, si buscas micronutrientes que potencien tu organismo entonces lo recomendable seria comer vegetales crudos en una típica ensalada antes del plato fuerte, y si eres de bajo peso y quieres aumentar masa magra lo comerías después del plato fuerte.

Hacer ayuno de 20/4 es una buena opción intermedia entre no tener los beneficios importantes al realizar un ayuno de menos horas en este caso de 16 horas pero que tampoco requiere el nivel de esfuerzo y de comer 1 sola comida por dia, (recordemos que el ayuno 16/8 es para empezar). Al realizar el ayuno 23/1 u OMAD como se le conoce, a la larga es mucho más beneficioso en cuanto a la producción de células madres, longevidad, mejor expectativa de vida pero que es difícil de ser sostenible en el tiempo a menos que progresivamente aumentes las horas en tu ayuno hasta que lo adquieras como hábito, por eso es importante saber que vas a poder sostener.

¿Cuántas horas necesito hacer ayuno intermitente para bajar de peso?

Primero lo que hay que saber es que todos los procesos que pasen del ayuno intermitente, será paulatinamente, dependiendo del objetivo que tengas ya sea bajar de peso, mejorar tu salud o aumento de la producción de células madre, que son todas las cosas que están comprobadas científicamente, debemos entender cuántas horas necesitamos hacer ayuno intermitente para obtener esos beneficios. Primero supongamos qué haces una comida muy grande y rica en carbohidratos, que sabes que te va a engordar rápidamente, lo hiciste a las 12 del mediodía supongamos que desde ese momento ya no has comido más, si esas calorías en exceso no la gastas, habitualmente se acumulará como grasa (la gente piensa que engorda porque come mucha grasa, eso es mentira, la gente engorda porque come demasiados hidratos de carbono que no utilizas y esos hidratos a nivel hepático cuando son excedentes se vuelve en grasa que a posteriori se acumula en tu cuerpo), entonces hiciste la comida rica en carbohidratos y no comes por un plazo de horas, entonces ahora te mostraremos lo que pasa en tu cuerpo en tus horas de ayuno, en este caso las 12 del mediodía. A las 00 horas que dejaste de comer empieza un proceso de hiperglucemia donde la glucemia va ascendiendo progresivamente y luego por tus propios mecanismos de insulina y de respuesta a la glucemia va a ir descendiendo. El primer beneficio empieza en aumento simplemente siguiendo como va haber una baja de glucemia en tu cuerpo en las próximas 2, 4, 6, 8 horas esto es normal y está bien que suceda, esto haría que yo acumule grasa cuando tengo un exceso de calorías ya sea por carbohidratos o grasas. Lo segundo que sucede es que existen periodos que van a existir posteriores a esas 8 horas en adelante, donde el nivel de glucemia en sangre bajó tanto que mi cuerpo reacciona a esto produciendo hormonas que se llaman hiperglucemiantes, que lo que hacen es subir artificialmente la glucemia, esto no se debe a la alimentación que acabas de hacer sino a hormonas que lo que hacen es tomar de tu hígado las reservas de glucógeno y aumentar a través de eliminar estas reservas la cantidad de azúcar en sangre, esto pasa a partir de las 6 a 8 horas en adelante. Estas reservas no son infinitas y en algún momento estás reservas de glucógeno se van a acabar, esto pasa aproximadamente a las 12 horas en donde finaliza el periodo donde se utiliza los hidratos de carbono como fuente principal de energía. Pasada las 12 horas se empieza a utilizar grasa como fuente de energía, entonces para obtener estos beneficios como perder grasa, bajar de peso, necesitas hacer más de 12 horas de ayuno, esto no quiere decir que tenga que bajar la cantidad de calorías al día, ni cambiar tu dieta, puedes hacer esas 2 cosas dependiendo del efecto secundario que quisieras tener, pero no es necesario, entonces tenemos que tener mínimo 12 horas de ayuno, si se sigue nos vamos a encontrar que en las 4 primeras horas de las 12 hasta las 16, se van a dar 2 procesos, uno es que cuando se acabe la fuente de hidratos de carbono el cuerpo comienza a utilizar las grasas como combustible, este efecto en mi cuerpo se llama lipolisis.

Lipolisis es lo que toda persona con sobrepeso quiere obtener, quiere consumir la grasa para transformarla en energía, esto es ideal para cualquier persona que quiere bajar de peso, y el otro efecto que es extremadamente beneficioso es el aumento de la Hormona de crecimiento.

La hormona de crecimiento que está en cantidades masivas cuando uno es pequeño o adolescente, pero que empieza a disminuir con la edad y eso hace que todos los tejidos que nosotros tenemos en nuestro cuerpo se renueven cada vez más lentamente y por ende también ralentiza nuestro metabolismo, entonces el aumento de la hormona de crecimiento acelera mi metabolismo, renueva los tejidos más rápidos con lo cual nuestro envejecimiento va a ser más lento, estos son unos de los primero efectos más importantes, beneficiosos que vas a tener, si vas a hacer ayuno intermitente, simplemente por el hecho de tener este aumento de la hormona de crecimiento y que también te pueden brindar otras prácticas saludables, por ejemplo ejercicios de fuerza, un buen correcto sueño durante la noche y varias otras cosas que van a poder ayudarte a que por lo menos los procesos de envejecimiento pasen más lento en ti. Por otro lado pasando las 16 horas es realmente donde la mayoría de los beneficios se empiezan a ver, que queremos dar a entender, que lo otro es menor, no, queremos dar a entender de que si estás buscando evidencia científica sobre el ayuno intermitente porque escuchaste lo opuesto toda tu vida, te dijeron siempre que tienes que comer cada 2 horas, entender que los beneficios que pasan a partir de las 16 horas (autofagia) son los que dieron pie a que en el 2016 a que un investigador japonés ganase el premio nobel por esta investigación, te dé tranquilidad en cuanto a esto tiene una enorme cantidad de validación científica.

¿Qué significa Autofagia?

Utilizar mis reservas en los tejidos de porquería para transformarla en energía, ya sean proteínas inútiles, ácidos grasos que estén dando vuelta, lo que voy a hacer es degradar este tejido, no voy a degradar cualquier cosa, no voy a degradar masa muscular, todo lo contrario, voy a aumentar proporcionalmente masa muscular si hago Ayuno Intermitente, es importante que sepamos que podemos sostener a largo plazo, como un estilo de vida, y no hacer esfuerzos que no pueda sostener.

¿Con que frecuencia debo hacerlo?

Tienes que encontrar la manera de que puedas sostenerlo a largo plazo, por ej., si puedes hacer el ayuno 20/4 todos los días de tu vida, genial (recordemos que siempre habrá momentos, eventos o situaciones en las cuales tengamos que romperlas por eso que pase, pero eso no significa que tienes que dejar de hacer el protocolo de ayuno que para ti es más llevadero).

¿Puedes hacer 1 sola comida por día?, tendrías que hacerlo perfecto para que no haya déficit nutricionales, ayuno prolongados de más de 1 dia, no te recomendamos que lo hagas con continuidad, ya que no hemos encontrado experiencias que justifiquen hacerlo de manera asidua, desde ayunos espirituales de 21 días hasta ayuno de 2 a 3 días, estos tienen sentido hacerlos 1 o 2 veces al año a lo mucho, en momentos en que quiero hacer algún tipo de depuración específica, o acelerar el proceso curativo si tengo alguna infección bacteriana.

El ayuno intermitente puedo hacerlo todos los días de tu vida, hay gente que vive haciendo 1 sola comida por dia obviamente no haciendo déficit.

¿Qué sucede con los déficits nutricionales?

Independientemente de cuánto tiempo hagas ayuno intermitente, déficit nutricionales va a ver porque los productos que vas a consumir los productos orgánicos, como las verduras orgánicas, el animal de pastura libre, etc. van a tener déficit nutricionales por que consumen alimentos de un suelo que ya no tiene la cantidad de minerales que solían tener hace 80 o 90 años, eso va a pasar indefectiblemente, así que hagas dieta paleo, cetogenica crudiveganismo, vas a hacer déficit, tener en cuenta además que si yo hago una sola comida por dia me va a ser muy difícil poder llegar a la cantidad de nutrientes que yo necesito haciendo una dieta que en general es hipocalórica como pasa con el crudiveganismo o una dieta alcalina, eso no significa que no pueda hacerlas, si significa que no van a hacer una buena combinación con una sola comida por dia. Por ende, si voy a hacer una sola comida por dia lo más práctico es que sea dentro de una dieta mediterránea, una dieta paleo o cetogénica y si puedes hacer un ayuno 20/4 con dietas con un nivel calórico menor como una dieta alcalina o crudiveganismo.

CAPITULO 4

¿Cuáles son las mejores bebidas para llevar de manera óptima el ayuno intermitente?

Para entender que bebidas se pueden consumir en el ayuno y que bebidas te van a sacar del ayuno, tenemos que entender un concepto básico que es, cuáles son los beneficios del ayuno intermitente y de que dependen. La mayoría de los beneficios del ayuno intermitente está asociada con una caída de la insulina en tu organismo, la bajada de inflamación, el uso de las reservas de energía como la utilización de grasa en tu cuerpo a partir de aproximadamente 12 horas de haber iniciado el ayuno, son todos los procesos que van a suceder y que son muy difíciles de cortar con lo cual se necesita una ingesta importante de calorías, para poder cortar ese proceso.

¿Porque es importante entender esto?

Porque si la estos beneficios están brindados por una caída de los valores de la insulina en tu cuerpo, si te confundes y le pones un poco de crema a tu café no vas a cortar el proceso de utilización de reservas como fuente de energía, puede ser que estas cosas generen una pequeña subida de valores de insulina que están cayendo, pero luego van a continuar cayendo en el tiempo, esta pequeña subida de insulina es muy breve no te va a cortar estos beneficios y obviamente va a ser importante porque te va a permitir en este tipo de ayuno en el que estás buscando una mejoría usando las reservas de tu fuente de energía, usando grasa como fuente de energía, etc. por ejemplo va muy bien si lo estas combinando con una dieta cetogenica, no va también si estas maximizando los beneficios de a autofagia por que las calorías cortan el efecto de la autofagia, pero esto lo que te permite es por ej. consumir un café con aceite de coco, café tipo bulletproof, este tipo de opciones donde estas combinando una bebida con una pequeña cantidad de grasa, es algo que te permite sostener en el tiempo el hambre muy bien sin que tengas un problemas o sufras por estar haciendo ayuno intermitente y a la vez te está brindando la gran mayoría de los beneficios que tiene el ayuno intermitente , este tipo de sustancias, cero índice glucémico ósea casi no te mueven la glucemia en sangre, por eso casi no mueve la insulina, pero a su vez es importante porque hace llevadero el ayuno a personas que no están acostumbradas, tener en cuenta que si quieres tener la mayor cantidad de beneficios posibles del ayuno intermitente, estas sustancias grasosas tu cuerpo se acostumbra a ellas, en muy poco tiempo con lo cual, por ej. si estas usando el ayuno intermitente para bajar de peso, te vas a encontrar que al cabo de 1 mes o más al usar crema de usar aceite de coco en la bebida que consumas, vas a encontrarte en un estancamiento en tu bajada de peso, por ende lo que se te aconseja es que uses para acostumbrarte al ayuno para que después puedas dejar este tipo de sustancias.

Lo segundo que debes de tener en cuenta es que hay sustancias que van a acelerar tu metabolismo con lo cual si tu búsqueda de ayuno intermitente tiene algo que ver con tu peso o con acelerar el metabolismo en tú cuerpo, tanto el café como él té verde por la cafeína y las catequinas que tiene el té verde son sustancias que van a acelerar tu metabolismo, que van a funcionar como antioxidantes en tu organismo y también te van a ayudar rápidamente al resultado que estás buscando, con lo cual son sustancias que si estás buscando una bajada de peso siempre lo vas a poder consumir sin ningún problema.

Tercero es evidente que hay distintos niveles de beneficio de ayuno intermitente, donde si yo quiero maximizar los beneficios del ayuno intermitente, solo estará permitido beber agua, pero si tu objetivo no es maximizar el efecto del autofagia, sin ningún problema tomar agua, tomar tés, infusiones, café, mate, incluso hay gente que sin ningún problema toma vinagre de sidra de manzana o caldo de huesos, a pesar de que tiene calorías, parece no cortar particularmente este uso de reservas y de fuentes de energía a partir de tu propia grasa.

¿Qué puedo tomar si quiero los beneficios de la autofagia?

Si tu objetivo es obtener los beneficios de la autofagia, estos procesos que suceden en tu cuerpo de reciclaje interno, que sucede a partir de las 16 horas y que es el beneficio más importante que tiene el ayuno intermitente, lo que vas a necesitar consumir realmente, es solamente agua y minerales. Los minerales típicos que normalmente nosotros ya no consumimos con el agua, pero que históricamente el humano si consumía cuando tomaba agua de manantiales de agua reales, en donde vas a estar pensando minerales como pequeñas cantidades de sodio, magnesio, potasio, y es tan simple como agregar una pequeña cantidad de sal marina o sal rosada al agua que vas a consumir normalmente durante el dia.

¿Se puede tomar bebidas fermentadas?

Que pasa con las bebidas fermentadas, por ej. kéfir, Kombucha traen bebidas fermentadas que tienen probióticos y la gente piensa que no tiene ningún problema por consumirlas en ayuno, porque no se recomienda consumir estas sustancias en ayuno, por el azúcar residual. El azúcar residual es el azúcar que queda luego de un proceso de fermentación, en la Kombucha en el kéfir y en otras bebidas fermentadas es muy común que te encuentres con bebidas con altos porcentajes de azúcar residual, entonces cuanto estas tomando esa bebida, por más que tengas beneficios probióticos, por el azúcar te va a levantar la insulina, te va a cortar el efecto del autofagia, te va a cortar el efecto del ayuno intermitente, por eso recomendamos tomar otro tipo de probióticos o tomar estas bebidas fermentadas cuando estás haciendo tu ingesta y no durante tus horas de ayuno.

¿Edulcorantes o endulzantes?

Esta pregunta es muy recurrente de personas que son adictas a los hidratos de carbono, por ejem si pueden tomar algún tipo de gaseosa que son 0% azucares, lo que recomendamos siempre es que si no puedes hacer el ayuno intermitente porque tienes mucha adicción que sin el gusto dulce no podrías sostenerlo utilízala, pero entiende lo siguiente que esto vale para todos los edulcorantes, para todas las bebidas dietéticas, etc., que no te mueven la glucemia que no te aportan azucares pero que tienen gustos dulces, y es el siguiente factor que es, como los beneficios más importantes del ayuno intermitente, que no son la autofagia depende de la bajada de una sustancia que se llama insulina, que normalmente regula los valores de azúcar en sangre en tu cuerpo. Estas sustancias aumenta en sangre, cundo consumiste azucares, pero también al principio de su producción fase cefálica de la insulina, básicamente es que cuando consumiste un alimento dulce, y tu cerebro aumenta la liberación de insulina, si bien la cantidad de insulina que vas a liberar por la masa encefálica que es pequeña, este efecto que genera tu cuerpo por el gusto dulce, sin importar si tiene o no tiene azucares se va a generar y vas a estar cortando los beneficios por los cuales te estas esforzando por obtener, por eso recomendamos que si vas a usar edulcorantes o endulzantes que lo uses siempre y cuando creas que no puedas sostener el ayuno, pero también te arriesgas a perder gran parte de los beneficios del ayuno intermitente, si tomas estas sustancias.

¿Puedo tomar suplementos en ayunas?

Que pasa con los suplementos que puedo tomar durante le dia, la verdad que hasta ningún estudio ha demostrado que los suplementos corten los beneficio del ayuno intermitente, el omega 3 que más calorías trae cuando nosotros tomamos una capsula, igual trae en promedio unas 10 calorías, que prácticamente es irrelevante porque son proveniente de las grasas, con lo cual no te van a modificar la insulina ni la autofagia, puedes consumir sin problemas los suplementos durante el periodo de ayuno, no se ha visto que te corten el periodo de ayuno, y solo suele tener un problema la toma de suplementos altos valores de azucares en sangre de hidratos de carbonos de por sí y que suelen ser únicamente los suplementos multivitamínicos para chicos o los suplementos efervescentes, por lo general los suplementos de capsulas no traen estas sustancias, y no hay ningún problema con que los consumas durante tu periodo de ayuno si tu frascos te da las indicaciones de consumirlo en un momento determinado del dia. Por ende, si te interesa a ver ayuno intermitente por un concepto general donde estas buscando bajar de porcentaje de grasa corporal, pero no particularmente maximizar la autofagia, lo que vas a poder tomar es agua, té infusiones de hierbas, mate, café, el café puede venir acompañado de aceite de coco, o incluso caldo de huesos en ayuno, y si tu objetivo es maximizar los beneficios de la autofagia y de los beneficios del ayuno intermitente para vivir más, recomendamos que bebas agua con pequeña cantidades de sales minerales.

¿Si entreno en ayunas pierdo masa muscular?

Porque no sucede una pérdida de masa muscular durante un período de tiempo en el que estoy en ayunas y no consumo mi masa muscular si yo estoy haciendo ejercicio durante un tiempo donde yo tengo bajos recursos en mi organismo para compensarlo. La evidencia científica demuestra que hay un aumento de testosterona y hormona de crecimiento durante el periodo en que nosotros estamos en ayunas, y este aumento es suficiente como son 2 hormonas anabólicas, que desarrollan masa muscular, es más que suficiente para compensar el proceso de catabolismo ósea de degradación de mis tejidos que sucede durante el tiempo que yo estoy en Ayunas. Lo más interesante de esto es que cuando mi organismo lleva mucho tiempo en ayunas mi cuerpo empieza a producir una vez que se agotaron los hidratos de carbono como recursos, los azúcares en el general, empieza a producir cuerpos cetónicos como el Beta hidroxi butirato, este tipo de productos que empieza a producir el organismos, son productos que impiden la oxidación y ruptura de un aminoácido llamado leucina, si no tienes este proceso es imposible que hagas degradación de masa muscular, durante el periodo que estas utilizando el ayuno intermitente, es muy que tengas una degradación te tu tejido masa muscular.

¿Qué pasa durante el tiempo estas entrenando en ayuno y que pasa cuando e ingerido alimentos antes de entrenar?

Los estudios publicados sobre entrenamientos en ayunas muestran las siguientes datas que son interesantes porque saca el miedo que tiene la gente acerca de la degradación de masa muscular cuando entrenamos, nos encontramos que en el entrenamiento en ayuna uno consume sus reservas de glucógeno, y empieza a utilizar las reservas lípidos o reservas intramiofibrilares, estas reservas de lípidos que se encuentras adentro de las fibras musculares, son pequeñas gotas microscópicas de ácidos grasos, que puedes utilizar como fuente de energía, y que sólo utilizas una vez que, sacaste por completo las reservas de glucógeno de tu masa muscular. Estás pequeñas gotas de grasa que nosotros encontramos de manera intramuscular y que nos permite acceder a eso como fuente es energía, oxidándolo, normalmente cuando nosotros entrenamos en ayunas, disminuyen en condiciones normales según los resultados de este estudio, de concentraciones que van desde el 18% de la masa total muscular hasta el 6% y este proceso solo sucede cuando nosotros entrenamos en ayunas, esto quiere decir que estas perdiendo grasa de adentro de tu músculo para transformarlo en energía. Cuando sucede este consumo de grasa intramuscular, probablemente pienses que no quieras quemar grasa de mi musculo, sino de tu abdomen, porque necesito quemar grasa del musculo, tenemos que entender lo siguiente, que esta grasa intramuscular, tienen que ser renovados una vez que son consumidos, con lo cual vas a movilizar desde tu abdomen o desde otro lugar de reservas de grasas, hacia tus músculos nuevamente para renovarlo cuando estés haciendo la recuperación de fibras musculares que entrenaste, pero este proceso solo va a tener lugar si entrenaste en ayunas, con lo cual este proceso va a acelerar la bajada de grasa que vas a tener en tu organismo. Este proceso ni siquiera necesita que hagas ayuno intermitente estos estudios que mencionamos suceden en pacientes que entrenaron con 12 horas de ayuno nada más. Tener en cuenta que cuando tengas que reponer esta grasa que tienes adentro de tus fibras musculares, facilitas un proceso de consumo de grasa como fuente principal de energía, sin embargo la mayoría de atletas de alto rendimiento hoy si no consumen hidratos de carbono de manera normal, suelen estar preocupados por sus rendimientos en competencias, donde recomendamos lo siguiente, si te fijas en fisiología para que entiendas como funciona tu organismo y como optimices tu entrenamiento en el que normalmente entrenas en ayunas, pero en la competencia no crees estar en ayunas, lo que puedes hacer es un proceso que se llama cicla los hidratos de carbono, básicamente significa que cuando estas entrenando normalmente estás haciendo una dieta baja en hidratos de carbono, pero antes de la competencia, puedes llenar las reservas de glucógeno musculares para tener un mejor rendimiento, si te da miedo o nunca probaste una competencia con bajos hidratos de carbono.

¿Porque esto es beneficioso si entreno en ayunas?

Porque la evidencia de estos estudios demuestra que los que normalmente entrenan en ayunas recuperan, sus reservas de glucógeno musculares más rápidamente de quien no lo hace, porque es importante esto, porque la recuperación de estas reservas de glucógeno sucede 3 veces más rápido de quien no lo hace, esto es importante porque significa de puedes recuperarte 3 veces más rápido de quién no lo hace, así puedes entrenar mejor, y eso sucede gracias a la sensibilidad a la insulina. La insulina es una hormona que maneja tus niveles de azúcar en sangre, dependiendo de la cantidad de azúcar que tengas, mientras más azúcar tengas, más insulina vas s tener, y más vas a prohibir el proceso de uso de grasa como fuente de energía, entonces si yo entreno en ayunas voy a aumentar mi sensibilidad y voy a facilitar el proceso de recuperación más rápidos de la reserva de glucógeno, y una de las cosas más extraña que tiene tu organismo es que cuando nuestro organismo empieza a quemar grasa como fuente de energía no lo quema en toda tu grasa, no es que agarra del Abdomen y lo saque por donde se te ve menos estético o del muslo, etc., si no que existen lugares que son pequeños bolsillo de oxidación de grasa, donde hay más cantidad de lipasa, que es una hormona Que se dedica a utilizar la grasa como fuente de energía, pero lo más extraño de todo eso es que mientras más horas de ayuno estoy y más horas de ayuno entreno, más de estos bolsillo de oxidación de grasa forman mi organismo, que son sectores especializados donde transformó los triglicéridos en energía y todo esto sucede porque cuando estas en ayunas tus valores de insulina son ínfimos. Recapitulando si entrenas en ayunas y llevas 12 horas de ayuno nada más vas a aumentar tu consumo de grasa para utilizarlo como energía, esto te ayuda a quemar mucha grasa sin hacer ayunos prolongados, si haces ayunos de 15 o 16 horas vas a aumentar los sectores es tu cuerpo que se dedican a transformar grasa en energía dentro de tu organismo, con lo cual si quieres optimizar, perder grasa en tu organismo, dependiendo de tu objetivo, lo puedes hacer haciendo una combinación de 3 cosas, bajando el índice glucémico de tu dieta para tener poco azúcar en sangre y mantener tus niveles de insulina, 2. Haciendo ayuno intermitente y 3. Haciendo ejercicios en ayunas, lo más recomendables son ejercicios de intervalos que constan de pequeños periodos de tiempo muy intensos y pequeños periodos de descanso, por ej. pueden ser 30 segundos por 30 segundos, 1 minuto por 1 minuto de descanso, y repetir esto unas 5 a 6 veces, no demasiado porque va a acelerar la velocidad metabólica que tiene tu organismo.

CAPITULO 5

¿El ayuno cambia tu sueño?

Durante los últimos años la popularidad del ayuno intermitente creció enormemente, como mecanismo de estilo de vida creció enormemente, pero eso también significa que mucha gente empieza esta práctica de este estilo sin demasiada información de cómo llevarlo a cabo correctamente, pero igual te sirve para bajar tu % de grasa corporal, regular tus niveles de insulina, disminuir la cantidad de azúcar en sangre, pero mucha gente se sorprende lo que esto puede influir también en su sueño. De hecho, si ya llevas haciendo buen tiempo ayuno intermitente debes haberte dado cuenta que tus patrones de suelo cambiaron, entonces entendamos como funciona esto, para modificar y que cosas no hacen falta modificar, esto sucede por 2 temas principales:

1. Cuando nosotros ponemos a nuestro organismo en ayuno intermitente lo ponemos a utilizar nuestras reservas almacenadas, estas reservas

almacenadas que quieres utilizar para acelerar tu metabolismo, para nivelar tu glucosa o muchos de los beneficios que has leído acerca del ayuno intermitente, tienen su momento en el que van a suceder y a partir de las 8 horas de tu ultima comida empiezan a aumentar en sangre muchas hormonas relacionadas con el mantenimiento correcto de la glucemia y el proceso y el proceso de aceleración del metabolismo que lleva, en primer lugar que empieces a utilizar estas reservas de azucares y a partir de las 12 horas vas a utilizar grasa como fuente de energía, que efecto tiene esto en tu organismo, que al acelerar el metabolismo, vas a producir más energía vas a quemar grasa todos los beneficios que veas del ayuno intermitente pero obviamente al producir más energía también implica modificar tus patrones de sueño, si bien es positivo a largo plazo, cuando inicias te das cuenta que estas durmiendo menos y te preocupas.

2. En segundo lugar, existe un eje que conecta el intestino con el cerebro, este eje lo que haces es llevar información

sobre tu sistema digestivo, sobre periodos de ayuno y de hambre fisiológicos no emocionales, lo lleva al cerebro y a conectar las funciones entre intestinos delgado e intestino grueso y cerebro efectivamente. Esta conexión va a ser crucial porque todas las conexiones que existan a nivel del ciclo circadiano de los horarios dia y noche para tu organismo, para tu propio reloj biológico van a hacer comunicados entre intestino y cerebro a través de este eje y vas a ver que es una herramienta esencial para ver como los cambios fisiológicos que suceden a nivel intestinal modifican tu patrón de sueño que suceden a través de esta conexión que hace un par de años pensábamos que no existían. Cuando estamos en ayunas y llevamos muchas horas sin comer desde nuestra última ingesta sobre todo pasada las 12 horas, donde empezamos a utilizar nuestra grasa como fuente de energía, aumenta en nuestro organismo una sustancia que se llama orexina, esta sustancia que además de regular saciedad, hambre, también regula nuestro ciclo de vigilia dentro de nuestro reloj biológico, obviamente al aumentar por este nivel de hambre, por este periodo de ayuna que estás haciendo también va a aumentar tu nivel de vigilia y tu nivel de atención, eso conlleva a la disminución de la melatonina y a una fluctuación más marcada entre el momento en el que estoy despierto y tengo altos niveles de atención, gracias a la orexina y a otras factores y obviamente al momento en el que estoy durmiendo. A horas la orexina es tan importante para regular saciedad y hambre que al estado de falta de hambre lo llamamos anorexia (nos referimos al estado fisiológico que se da en enfermedades, no a la anorexia nerviosa) justamente por esta molécula. Y por otro lado cuando tienes narco lexía u otro cuadro en el que te duermas muy fácilmente, nos encontramos en general que si medimos la orexina, la orexina está muy baja en niveles en sangre, el problema es que la orexina es tan efectiva para mantenerte atento, que reduce la melatonina de tu cuerpo la sustancia que te lleva a inducir el sueño, en un 20% con lo cual mucha gente aprovecha las ventajas cognitivas del ayuno intermitente sobre todo a nivel de atención pero obviamente tienes que tener todas las variables en cuenta, esta relación que existe entre tu ingesta tu ciclo de sueño y tu nivel de vigilia.

Recapitulando si comes dentro de 14 o 15 horas por dia tus niveles de orexina son más bajos y tienes un nivel de vigilia menor y hay menos contrastes en momentos de vigilia y de sueño, mientras que si escoges un periodo de ingesta más breve como de 8 horas por ejemplo, te encuentras con que los niveles de vigilia son mayores, y obviamente tu producción de ondas delta después del sueño va a ser mayor y tu profundidad del sueño va a ser mayor, todo esto nos lleva a entender que los niveles de insulina y melatonina en general no van bien entre sí, y que no quieres tener altos niveles de insulina en el momento en el que te Vas a ir a dormir por qué vas a bajar los niveles de melatonina esto es importante porque básicamente implica más plazo de ayuno intermitente menos nivel de insulina voy a tener mayor nivel de melatonina voy a tener mejor calidad de sueño voy a tener, esta contaminación de efecto te muestra como hay un periodo adaptativo en tu organismo en los que aumenta los niveles de energía, y requieres menos horas de sueño que va a pasar que no te va a durar para siempre y que obviamente a largo plazo va a mejorar tu calidad de sueño y aumentar el porcentaje de tiempo que estas durmiendo de manera profunda.

CAPITULO 6

Dietas para adelgazar en menos 1 mes

Este es un reto de 28 días de ayuno intermitente que consiste en ayunar en medida que te sientas capaz, pero a la vez lo harás de manera sostenible el ayuno, con esta dieta rica en macro y micronutrientes. Si llevas a cabo esta dieta en menos de 1 mes perderás de 7 kilos a más, son 5 planes de alimentación para que puedas combinarlo y no haya una saturación de comer los mismos alimentos, además el plan también viene con una dieta vegetal por si eres vegetariano.

PASOS A SEGUIR

Cada opción de alimentación es para cada semana, consta de 3 comidas desayuno, almuerzo y cena.

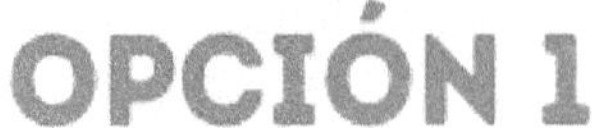

OPCIÓN 1

ALIMENTOS 1
desayuno

Al despertar:

Bebe medio litro de agua o 2 vasos, y añade 1 g de bicarbonato de sodio.

_Ayuno 12: hacer esta comida a las 8 en punto (el horario puede ser modificado a su conveniencia, este es un ejemplo)

_Ayuno de 16: hacer esta comida al mediodía (el horario puede ser modificado a su conveniencia, este es un ejemplo)

Nota:

Los horarios que se muestran, son ejemplos para que te guies, puedes modificarlos mejor te convenga.

Ayuno 12 significa si es que estas empezando y vas a realizarlo por 12 horas.

Ayuno 16 por si ya haz practicado con anterioridad.

_150 g de pechuga de pollo a la parrilla o
_70 g de aguacate o aceituna
_100 g de vegetales, puede usar una variedad de vegetales como desee.

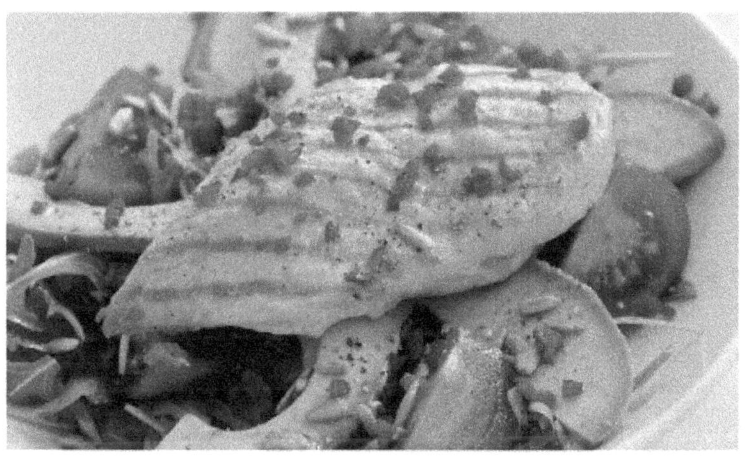

RECOMENDACIÓN

Puedes preparar esta comida como ves en la foto o puedes usar tu creatividad para prepararla de la manera que quieras, si tienes poco tiempo esta sería una gran opción.

_ 150 g de pechuga de pollo
_ 200 g de batata
_ 100 g de cerezas
_ 100 g de verduras (verduras que te gustan).

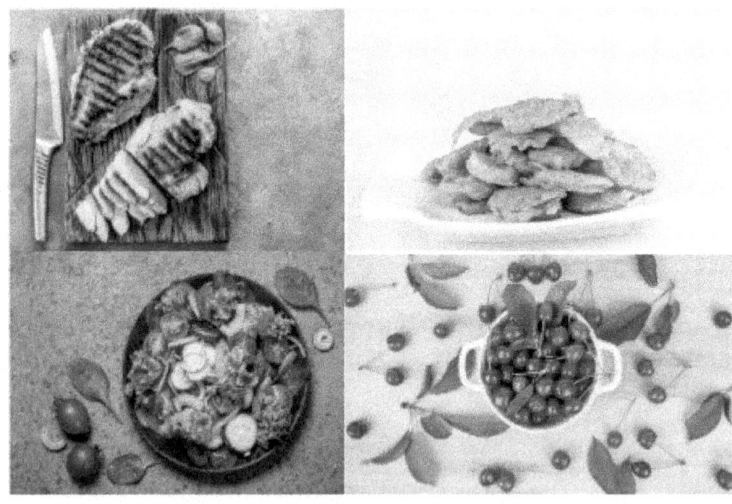

RECOMENDACIÓN

Puedes preparar esta comida como ves en la foto o puedes usar tu creatividad para prepararla de la manera que quieras, si tienes poco tiempo esta sería una gran opción.

_ 100 g de avena
_ 40 g de arándanos
_ Canela en polvo al gusto
_ 100 g de carne magra.

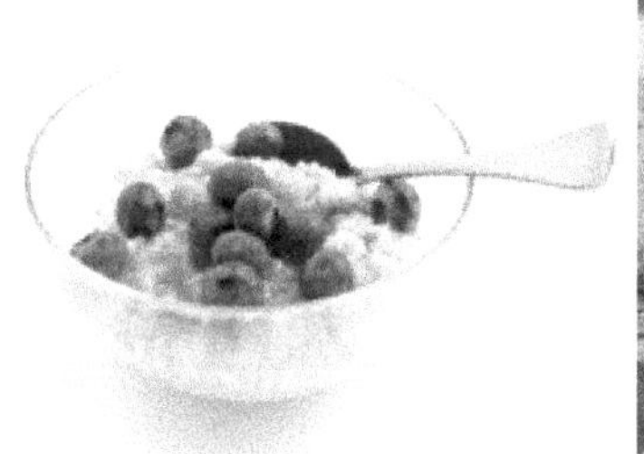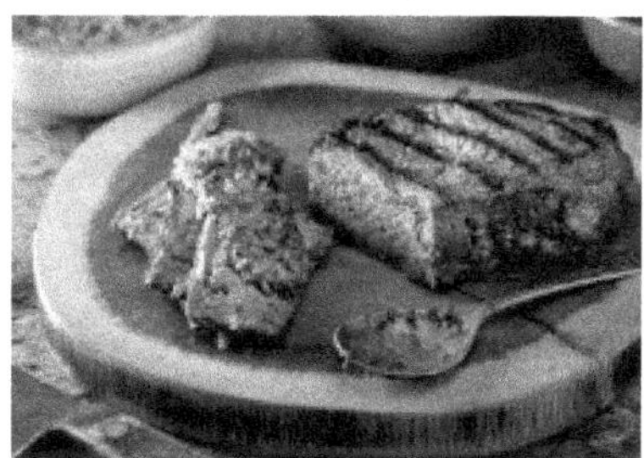

RECOMENDACIÓN

Puedes preparar esta comida como ves en la foto o puedes usar tu creatividad para prepararla de la manera que quieras, si tienes poco tiempo esta sería una gran opción.

OPCIÓN 2

ALIMENTOS 1
desayuno

Al despertar:
Bebe medio litro de agua o 2 vasos, y añade 1 g de bicarbonato de sodio.

_Ayuno 12: hacer esta comida a las 8 en punto (el horario puede ser modificado a su conveniencia, este es un ejemplo)
_Ayuno de 16: hacer esta comida al mediodía (el horario puede ser modificado a su conveniencia, este es un ejemplo)

_ 120 g de atún en aceite o agua y sal.
_ 60 g de queso con alto contenido en grasa o aceitunas.
- 100 g de vegetales, puede usar una variedad de vegetales como desee.

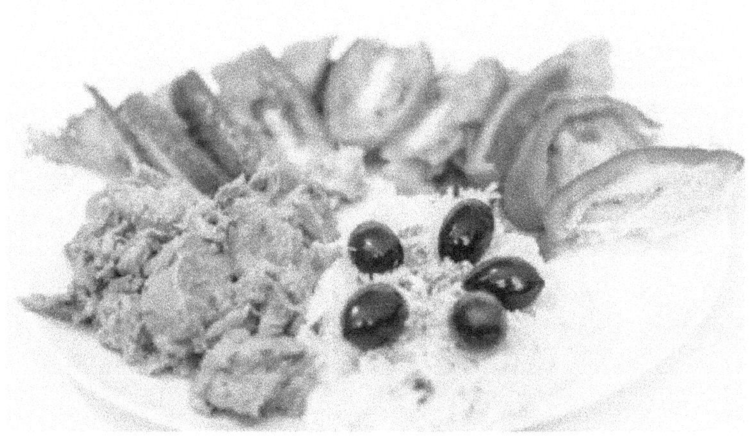

RECOMENDACIÓN

Puedes preparar esta comida como ves en la foto o puedes usar tu creatividad para prepararla de la manera que quieras, si tienes poco tiempo esta sería una gran opción.

_ 120 g de atún en aceite o agua y sal.

_ 60 g de queso con alto contenido en grasa o aceitunas.

- 100 g de vegetales, puede usar una variedad de vegetales como desee.

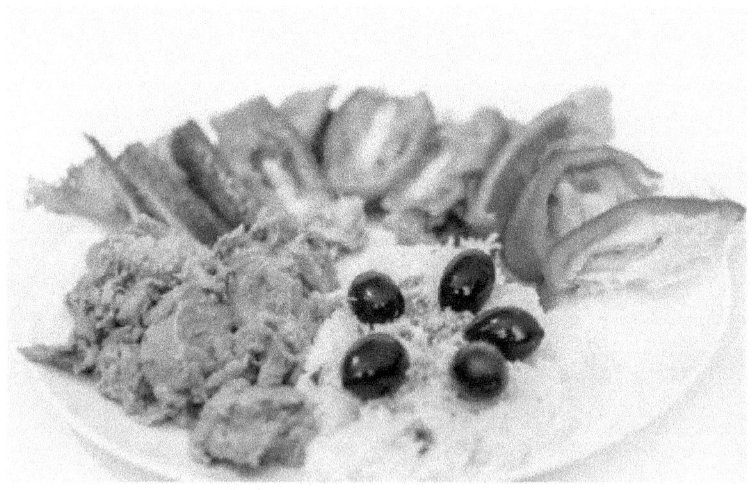

RECOMENDACIÓN

Puedes preparar esta comida como ves en la foto o puedes usar tu creatividad para prepararla de la manera que quieras, si tienes poco tiempo esta sería una gran opción.

_ 150 g de carne magra (bisteck)
_ 80 g de quinua
_ 1 manzana verde
_ 100 g de vegetales.

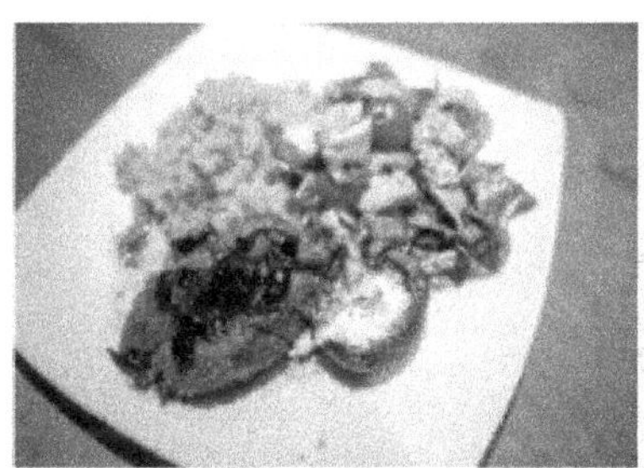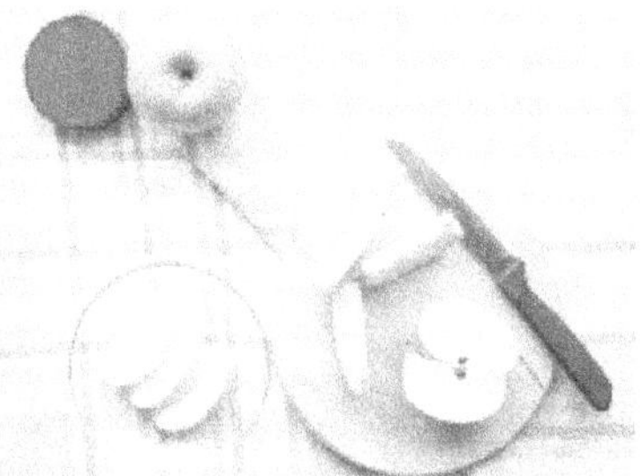

RECOMENDACIÓN

Puedes preparar esta comida como ves en la foto o puedes usar tu creatividad para prepararla de la manera que quieras, si tienes poco tiempo esta sería una gran opción.

_ 200 g de kéfir
_ 50 g de arándanos
_ 20 g de nuez
_ 10 g de coco rallado

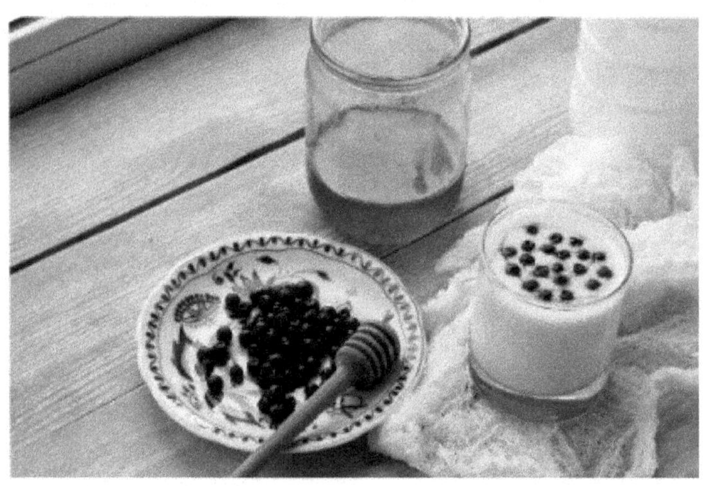

RECOMENDACIÓN

Puedes preparar esta comida como ves en la foto o puedes usar tu creatividad para prepararla de la manera que quieras, si tienes poco tiempo esta sería una gran opción.

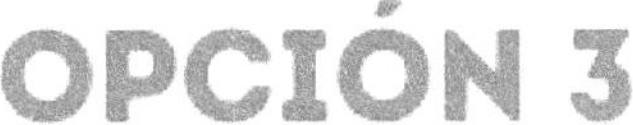

OPCIÓN 3

ALIMENTOS 1
desayuno

Al despertar:
Bebe medio litro de agua o 2 vasos, y añade 1 g de bicarbonato de sodio.

_Ayuno 12: hacer esta comida a las 8 en punto (el horario puede ser modificado a su conveniencia, este es un ejemplo)
_Ayuno de 16: hacer esta comida al mediodía (el horario puede ser modificado a su conveniencia, este es un ejemplo)

_ 100 g de pescado azul
_ 60 g de aguacate
_ 100 g de variedad de planta para probar

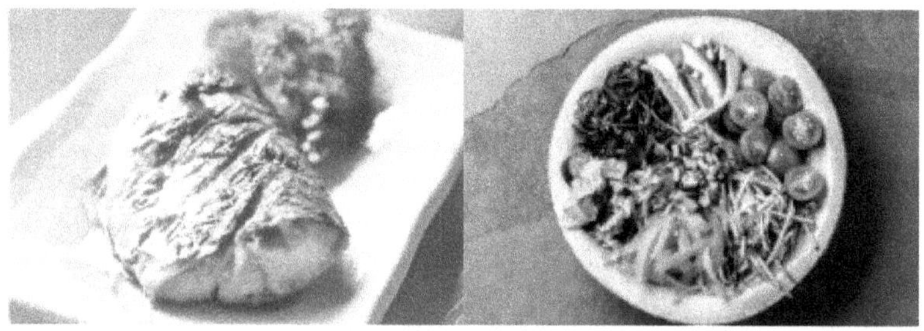

RECOMENDACIÓN

Puedes preparar esta comida como ves en la foto o puedes usar tu creatividad para prepararla de la manera que quieras, si tienes poco tiempo esta sería una gran opción.

_ 100 g de avena
_ 100 g de moras
_ 100 g de carne magra (bisteck)

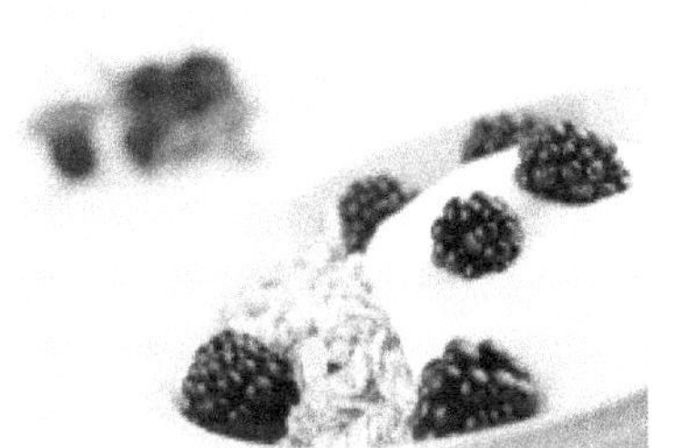 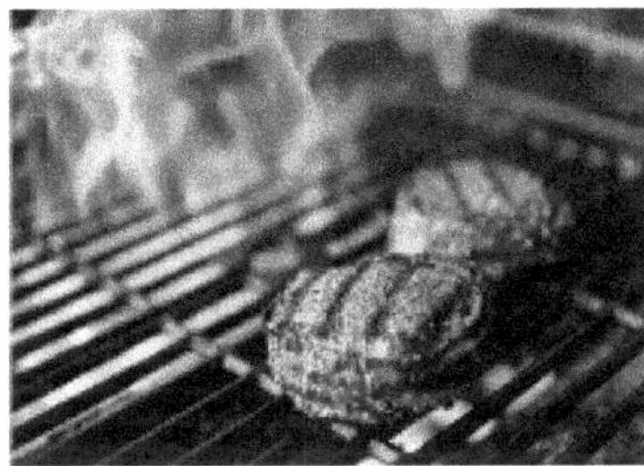

RECOMENDACIÓN

Puedes preparar esta comida como ves en la foto o puedes usar tu creatividad para prepararla de la manera que quieras, si tienes poco tiempo esta sería una gran opción.

_ 80 g de bolas de arroz
_ 150 ml de yogur griego
_ 3 claras de huevo
_ 100 g de vegetales

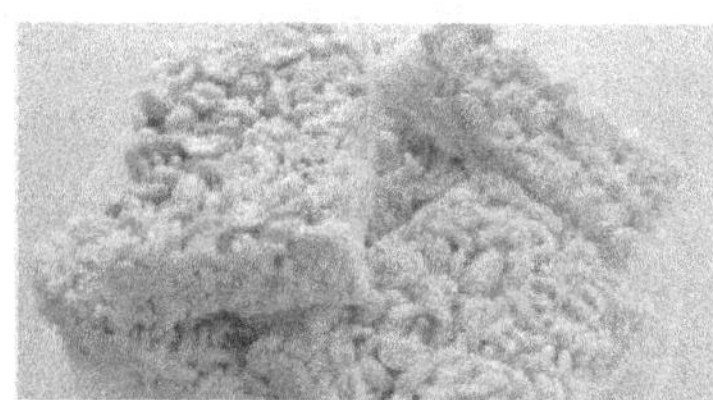 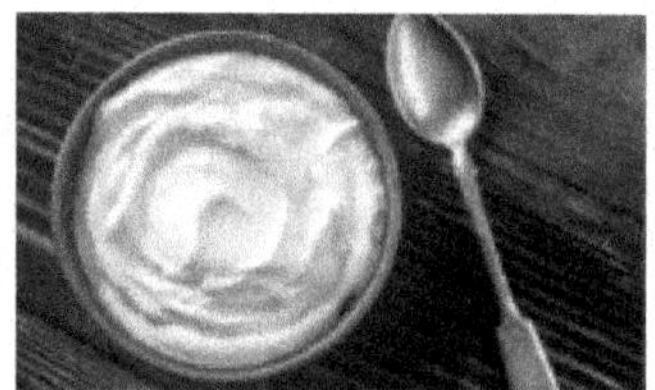

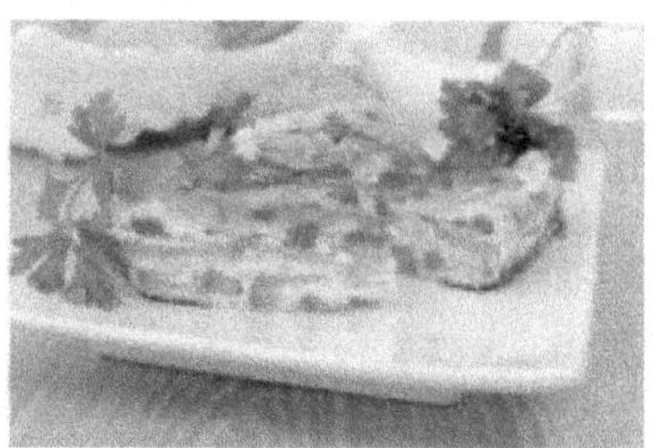

RECOMENDACIÓN

Puedes preparar esta comida como ves en la foto o puedes usar tu creatividad para prepararla de la manera que quieras, si tienes poco tiempo esta sería una gran opción.

OPCIÓN 4

ALIMENTOS 1
desayuno

Al despertar:
Bebe medio litro de agua o 2 vasos, y añade 1 g de bicarbonato de sodio.

_Ayuno 12: hacer esta comida a las 8 en punto (el horario puede ser modificado a su conveniencia, este es un ejemplo)
_Ayuno de 16: hacer esta comida al mediodía (el horario puede ser modificado a su conveniencia, este es un ejemplo)

_ 3 claras de huevo
_ 60 g de aceitunas
_ 1 tomate pequeño
_ 100 g de espárragos.

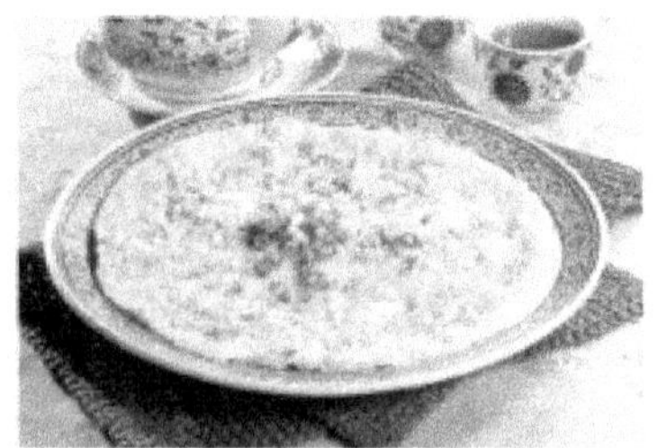 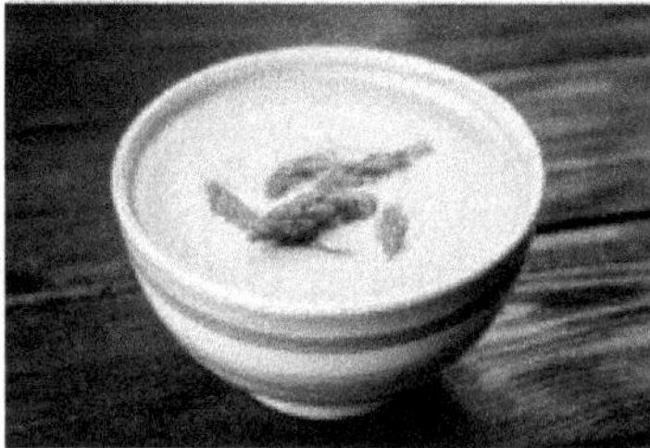

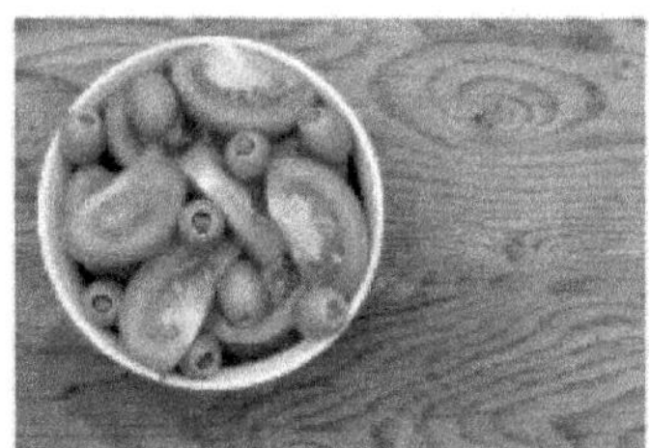

RECOMENDACIÓN

Puedes preparar esta comida como ves en la foto o puedes usar tu creatividad para prepararla de la manera que quieras, si tienes poco tiempo esta sería una gran opción.

_ 100 g de garbanzos
_ 1 cebolla blanca pequeña
_ 40 g de tomates
_ 100 g de carne magra

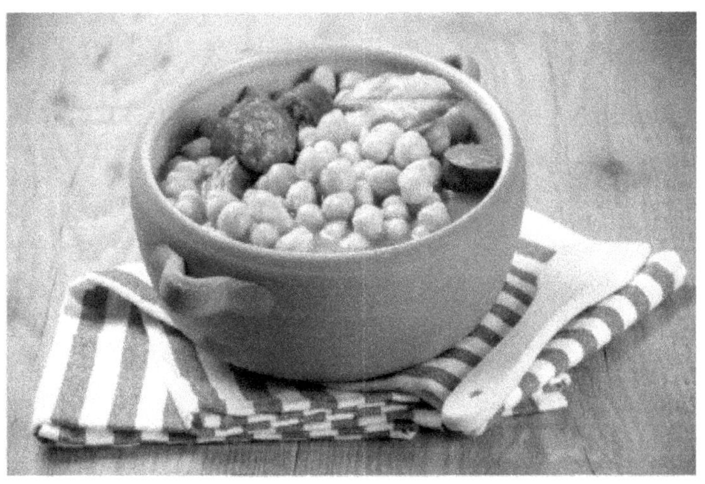

RECOMENDACIÓN

Puedes preparar esta comida como ves en la foto o puedes usar tu creatividad para prepararla de la manera que quieras, si tienes poco tiempo esta sería una gran opción.

_ 150 g de batata

_ 150 g de pechuga de pollo

_ 50 g de brócoli

_ 1 naranja.

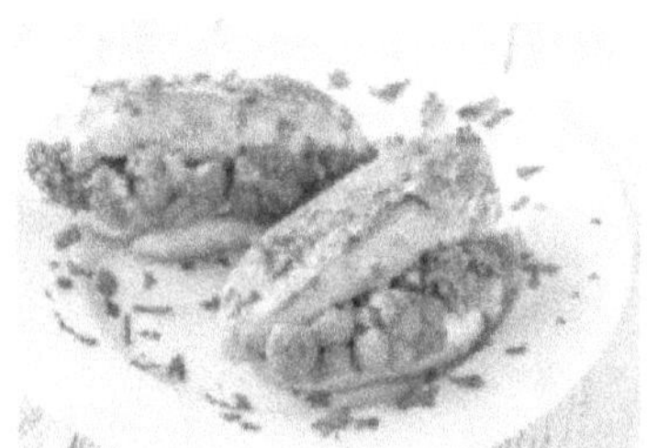 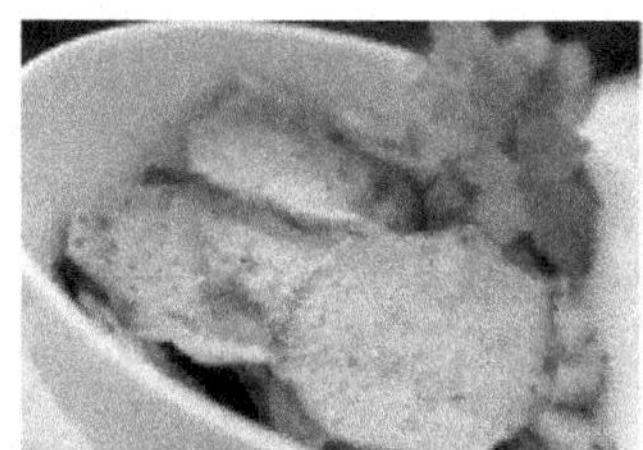

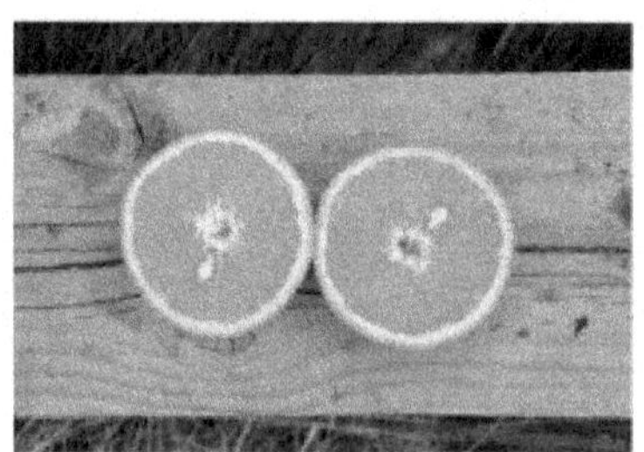

RECOMENDACIÓN

Puedes preparar esta comida como ves en la foto o puedes usar tu creatividad para prepararla de la manera que quieras, si tienes poco tiempo esta sería una gran opción.

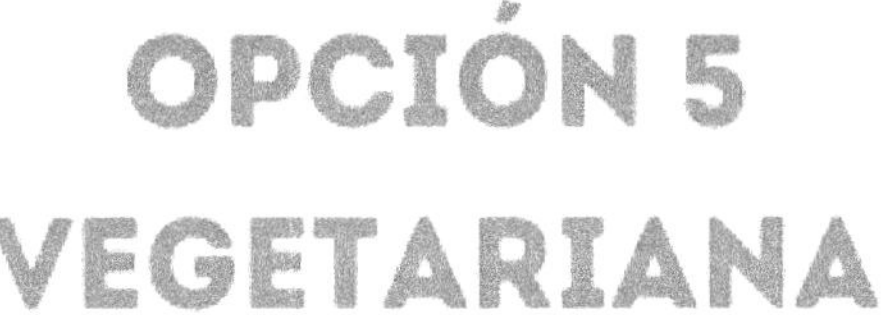

OPCIÓN 5
VEGETARIANA

ALIMENTOS 1
desayuno

Al despertar:
Bebe medio litro de agua o 2 vasos, y añade 1 g de bicarbonato de sodio.

_Ayuno 12: hacer esta comida a las 8 en punto (el horario puede ser modificado a su conveniencia, este es un ejemplo)
_Ayuno de 16: hacer esta comida al mediodía (el horario puede ser modificado a su conveniencia, este es un ejemplo)

_ 100 g de avena
_ 20 g de nuez
_ 50 g de arándanos
_ 50 g de fresas

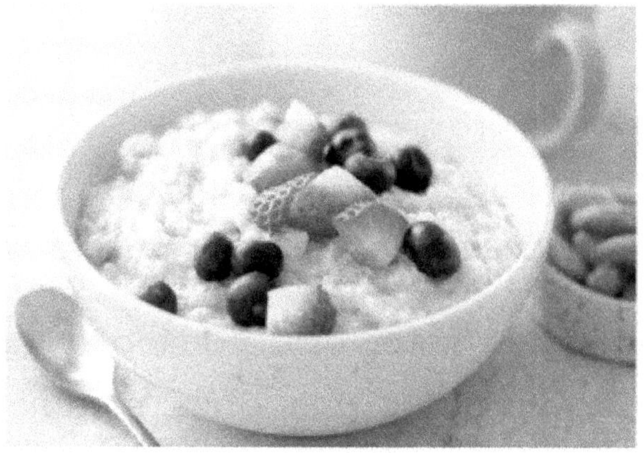

RECOMENDACIÓN

Puedes preparar esta comida como ves en la foto o puedes usar tu creatividad para prepararla de la manera que quieras, si tienes poco tiempo esta sería una gran opción.

_ 100 g de garbanzos
_ 60 g de aguacate
_ 100 g de vegetales.

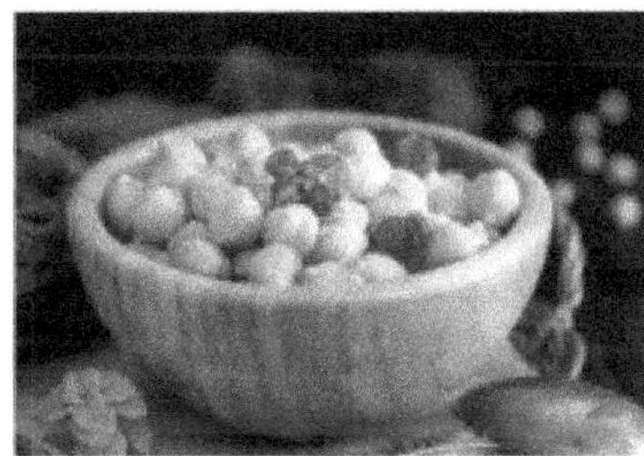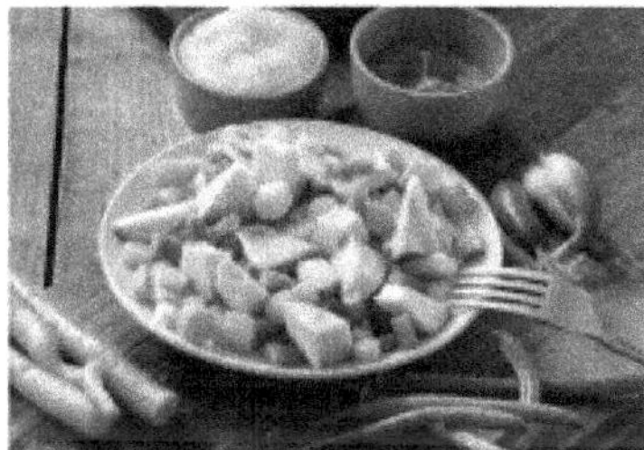

RECOMENDACIÓN

Puedes preparar esta comida como ves en la foto o puedes usar tu creatividad para prepararla de la manera que quieras, si tienes poco tiempo esta sería una gran opción.

_ 100g de quinoa
_ 100g de vegetales
_ 1 kiwi

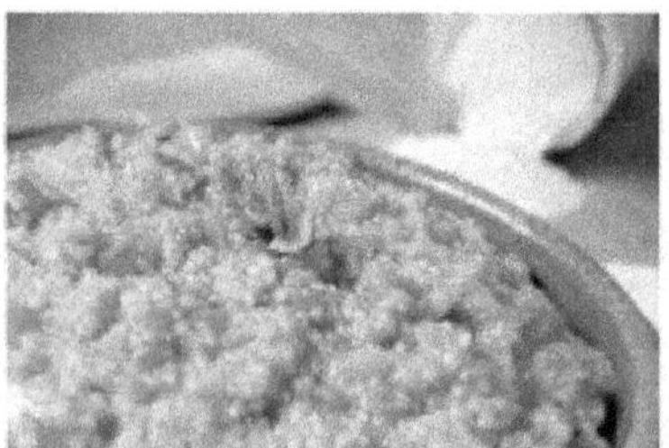
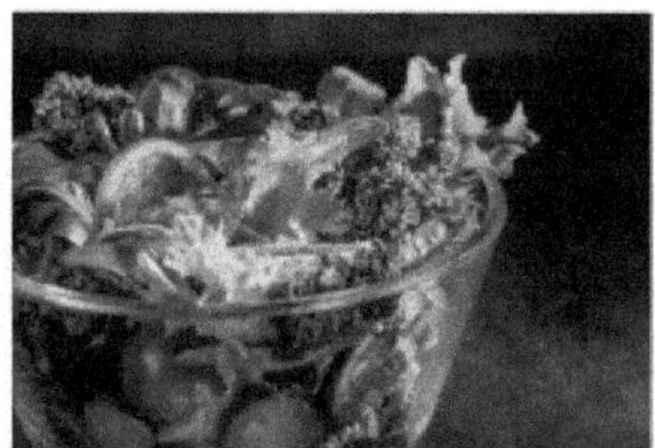
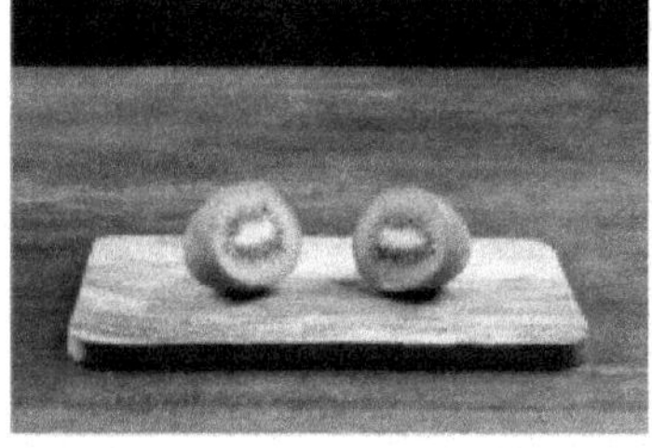

RECOMENDACIÓN

Puedes preparar esta comida como ves en la foto o puedes usar tu creatividad para prepararla de la manera que quieras, si tienes poco tiempo esta sería una gran opción.

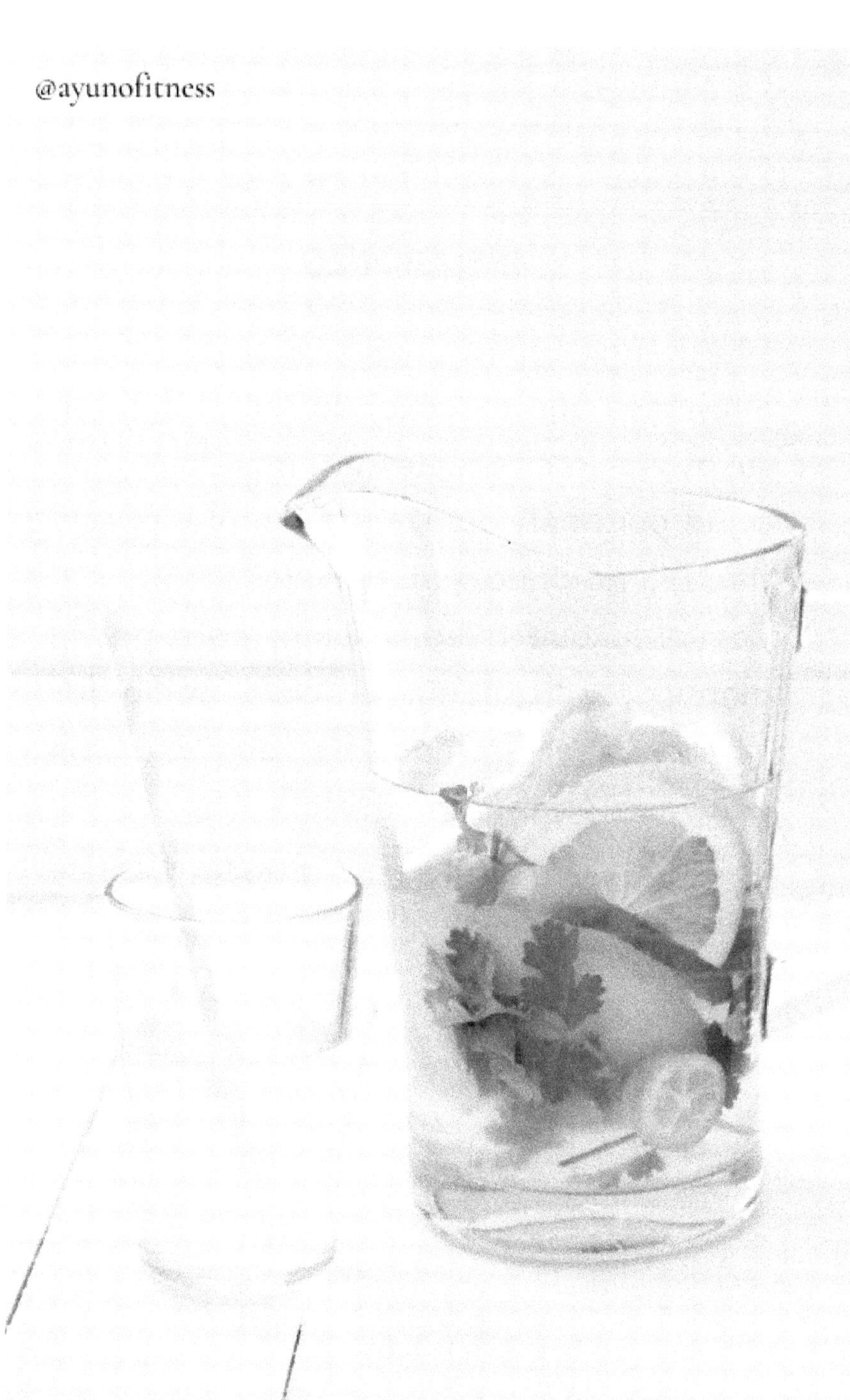

@ayunofitness

INFUSIONES

Infusiones que recomiendo tomar durante su ayuno intermitente, alternándolas con agua pura hervida, Un día de infusiones y otro día de agua pura hervida.

Recuerda que puedes tomar café por la mañana, pero tanto el café como las infusiones se toman sin aditivos. (sin azúcares, edulcorantes, etc.)

Beba 2 o 3 litros de agua o infusión, dependiendo de su comodidad.

Infusiones de piña

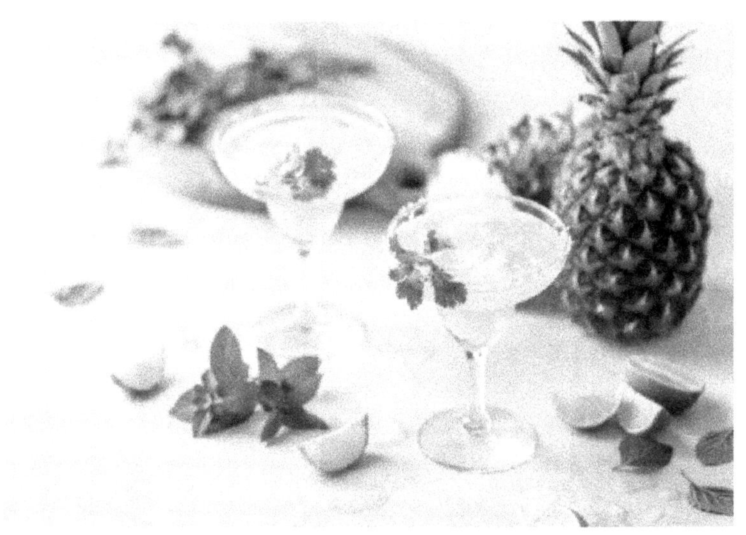

Infusiones de cola de caballo

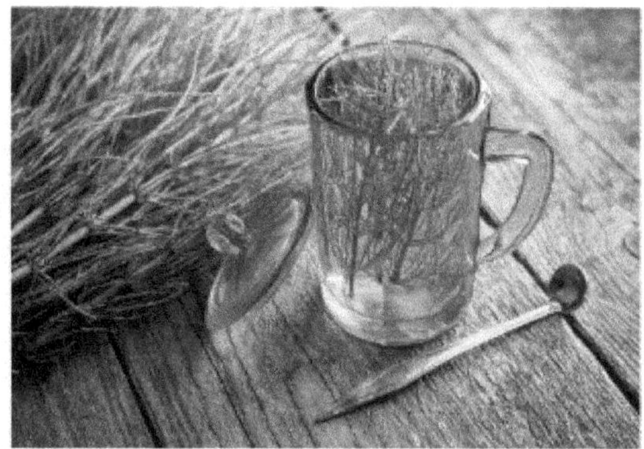

Infusiones de diente de león

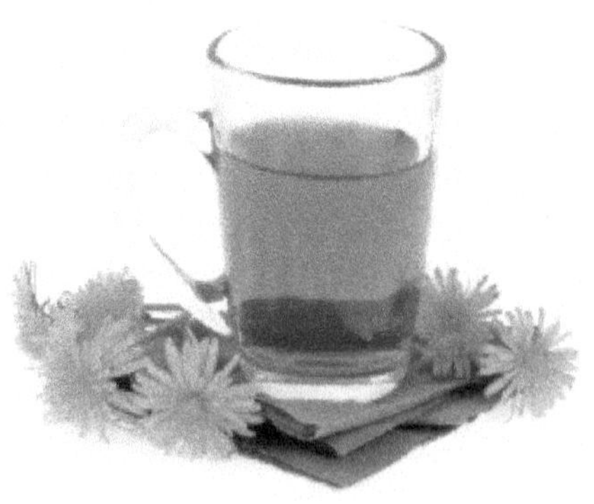

Infusiones de apio

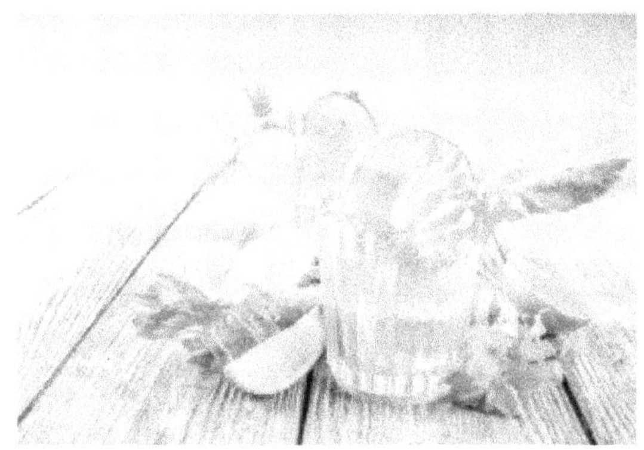

Infusiones de Hibisco

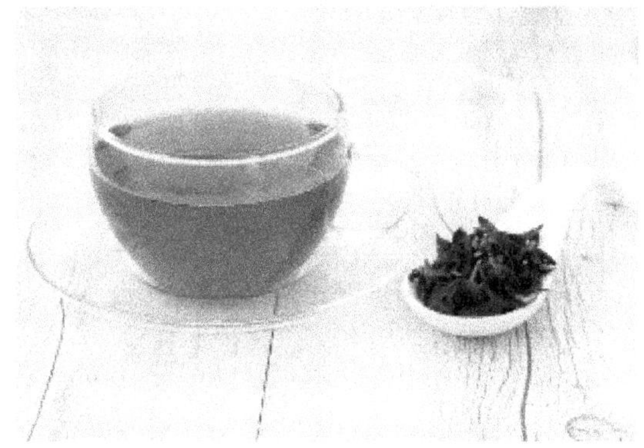

Infusiones de té verde

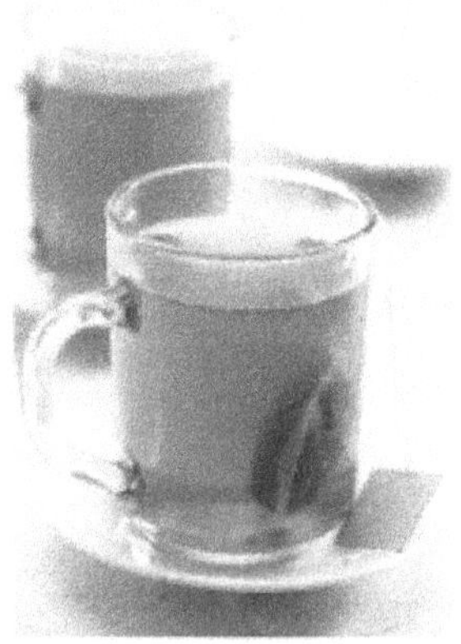

Infusiones de alcachofa

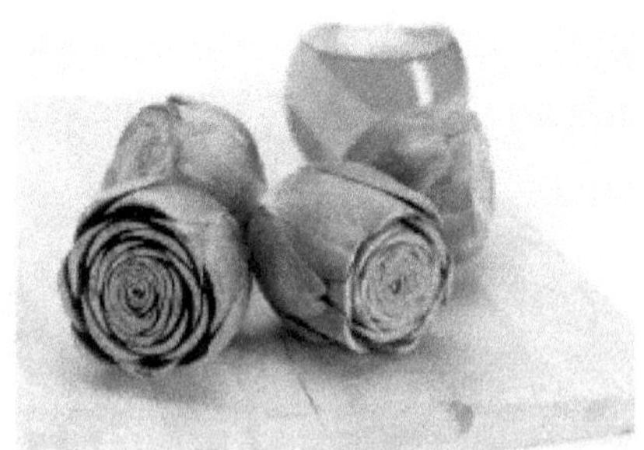

RECOMENDACIONES

Haz clic en los siguientes programas que te quieres participar, cada programa tiene contenido de alto valor:

_ 110 RECETAS KETO

_ ADELGAZA SIN SALIR DE CASA

_RECETAS SALUDABLES FÁCILES TODOS LOS DÍAS

_ 50 POSTRES SALUDABLES FITNESS

Recordemos que todos los programas cuentan con una garantía de 7 a 15 días, en el cual si no te gusta puedes pedir tu dinero, aunque nunca ocurre eso ya que nuestros usuarios quedan muy conformes.

CONCLUSIÓN

Gracias por haber adquirido nuestro libro y esperamos que lo disfrutes y apliques, no infravalorar cada recomendación que se les brinda ya que les va a ayudar muchísimo a cumplir ese objetivo que tanto deseas, recordarte siempre que, si no puedes cumplir con el ayuno, no te desanimes y vuelve a intentarlo, ya que el ayuno intermitente es una gran herramienta para cuidar y mejorar nuestra salud y la sensación que nos brinda es indescriptible.

Si quieres seguir por esta senda de la mejora de la salud, te vamos a recomendar programas que te van a ayudar a potenciar tu salud, como recetas saludables para que puedas seguir mejorando tu salud y comer sabroso, postres saludables para que seguir cuidando la línea, además de programas de rutina de ejercicios para que sigas maximizando estos beneficios, te dejare los enlaces aquí, solo haz clic en ellos y estará en ti poder seguir haciendo esa mejora, recordarte que si te gusto este libro déjenos una reseña positiva ya que nos ayuda muchísimo a seguir trabajando.